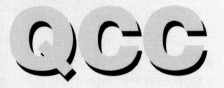

品管圈护理
实用手册

主　审	兰文霞
主　编	丛　媛
副主编	刘　静　严学玲　高　欣　石俊雅　张敏霞
编　委	王晓云　李静萍　栗江霞　任雪飞　兰文霞
	王蕊红　杨　燕　赵丽娟　赵彦萍　戴靖华

山西出版传媒集团
山西科学技术出版社

图书在版编目（CIP）数据

品管圈护理实用手册/丛媛主编. —太原：山西科学技术出版社，2017.5（2018.3重印）

ISBN 978 – 7 – 5377 – 5437 – 8

Ⅰ. ①品… Ⅱ. ①丛… Ⅲ. ①医院—管理—手册 Ⅳ ①R197.32 – 62

中国版本图书馆 CIP 数据核字（2017）第 044648 号

品管圈护理实用手册

出　版　人：赵建伟
主　　　编：丛　媛
责 任 编 辑：宋　伟
责 任 发 行：阎文凯
封 面 设 计：杨宇光

出 版 发 行：山西出版传媒集团·山西科学技术出版社
地　　　址：太原市建设南路 21 号
邮　　　编：030012
编辑部电话：0351 – 4922078　　邮箱：shanxikeji@ qq.com
发 行 电 话：0351 – 4922121
经　　　销：各地新华书店
印　　　刷：运城日报印刷厂
网　　　址：www.sxkxjscbs.com
微　　　信：sxkjcbs

开　　　本：787mm×1092mm　　　1/16
印　　　张：15
字　　　数：265 千字
版　　　次：2017 年 5 月第 1 版　　2018 年 3 月第 3 次印刷

书　　　号：ISBN 978 – 7 – 5377 – 5437 – 8
定　　　价：45.00 元

目 录

为什么要开展品管圈?

医疗质量与医疗安全

　　——是医院管理的永恒主题

　　——是一所医院综合管理水平的重要标志

所以，医院开展品管圈，有以下的好处：

（1）等级医院评审要求：使用质量管理工具进行医疗质量和安全的持续改进。

（2）成为本省或本地区医院管理协会、质量管理协会焦点。

（3）为撰写论文提供了材料。

（4）为晋升职称的论文答辩提供了思路。

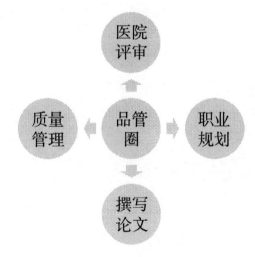

第一章　品管圈概述

第一节　品管圈定义

品管圈（QCC）又名质量控制圈、品质圈、QC小组等。

品管圈

- 质量控制圈
- 品质圈
- QC小组

品管圈（Quality Control Circle，QCC）就是由在同一工作现场，工作性质相同的基层人员自愿自发组成的活动团体，通过全体合作、集思广益，按照一定的活动程序，运用科学统计工具及品管圈手法，来解决工作现场、管理、文化等方面所发生的问题。

定义说明

1.人员结构：由同一工作现场、工作性质相似的人员组成，人员上至高层（如院长），中层管理干部（如科主任、护士长）、技术人员（医技人员）、基层管理人员（领班组长），下至普通员工（一线护士）。中层以上的领导不组圈，但要参与QCC活动，扮演支持、鼓励的角色。

2.人数：小组一般由5～10人组成。成员太少，人员分工与执行对策不全面；人员太多，意见不易统一，反而会影响活动的进度。

3. 自愿自发：QCC 最重要的一点就是圈员的自发精神，通常医院高层领导不宜强制员工实施 QCC 活动，只提供 QCC 活动的条件和奖励机制。

4. 品质管理：实施品质管理是医院持续发展的根本，因此现场员工要讨论的事情必须是以品质为中心。

5. 活动主题：品管圈活动所要发掘及解决的问题范围以自己的工作现场为主，即以自我检讨、自主管理为重点。

6. 过程：发挥团队的力量，运用各种科学的方法，推进品管圈活动的进程。

7. 是一个管理工具：是一个寻找问题、发现问题、解决问题的质量管理工具。

8. 品管圈的活动：必须是全体圈员共同参与、共同讨论，集思广益，才能产生效果，因此要求全体圈员都能参加。

第二节　品管圈精神与活动目的

一、品管圈的精神

现在各大医院都引用了品管圈质量管理工具，但不是都能见效，究其原因还是对品管圈的精神了解得不够。因此，全面了解品管圈的精神，有利于品管圈活动的顺利进行。

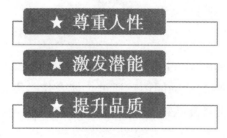

★ 尊重人性

★ 激发潜能

★ 提升品质

1. 尊重人性，创造愉悦的工作环境

陈旧的管理模式都采用强制性或限制性管理，领导对员工采用监督、命令、处罚的方式，不顾员工的个人感受，员工感觉工作乏味、枯燥，完全没有积极性可言。而品管圈活动采用的是人性化管理，尊重人性，鼓励员工自觉自愿地多动脑筋多提改善意见，营造愉悦的工作环境。

2. 激发潜能，激励个人成长

事实表明，每一个人身上都有巨大的潜能没有开发出来，给予正确的引导，人们会创造出更大的价值。

3. 推行有效的质量管理模式，提升医院品质

医院有计划的推行品管圈活动，使员工们自觉自发的寻找问题、发现问题、解决问题，随之产生有形和无形的成果，必定能提升医院的品质，促进医院进一步的发展，使医院更具有竞争力。

二、品管圈的目的

品管圈活动的过程是寻找问题、发现问题、解决问题的过程，舍弃陈旧的管理模式，发挥员工的积极性，共同提高医疗服务的品质。实施品管圈活动的目的有：

1. 通过品管圈活动，提高工作效率、效果和效益，降低成本或减少差错事故等。

2. 优化工作流程，全面质量管理。

3. 提高员工发现问题的能力，激发主动发现问题的兴趣。

4. 提升小组解决问题的能力。

5. 全体圈员团结一致，提高员工的团体意识，提升凝聚力。

6. 提高基层干部的管理能力和领导力，从而提高科室绩效。

7. 圈员们自发组织，做事更主动、更积极。

8. 培养出一批优秀的人才。

第三节　QCC 与 PDCA 循环

一、PDCA 循环

1. PDCA 循环的定义

PDCA 循环又叫戴明环，是美国质量管理专家戴明（W.Edwards Deming）博士提出的，运用于持续改进质量的过程中，它是全面质量管理所应遵循的科学程序。全面质量管理活动的全部过程，就是计划的制订和实现的过程。这个过程就是按照 PDCA 循环，不停顿地周而复始地运转的。

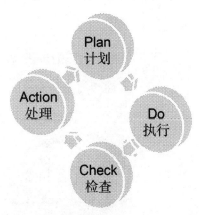

PDCA 由英语单词 Plan（计划）、Do（执行）、Check（检查）和 Action（处理）的第一个英文字母组成。它所代表的意义如下：

P（plan）——计划：方针和目标的确定及活动计划的制定。

D（do）——执行：具体运作，实施计划中的内容。

C（check）——检查：总结计划执行的结果，比较与目标的差距，明确效果，找出问题。

A（action）——处理：对检查的结果进行处理，对成功的经验加以肯定，并予以标准化；对于失败的教训也要总结，查明原因，提出解决办法，并实施改善，修订计划，完善标准；对于没有解决的问题，提交给下一个 PDCA 循环中去解决。

以上四个阶段不是运行一次就结束，而是周而复始的进行，一个循环完了，解决一些问题，未解决的问题进入下一个循环，呈阶梯式上升。PDCA 循环就是按照这样的顺序进行质量管理，并且循环不止地进行下去的科学程序。在质量管理中，有人称其为质量管理的基本方法。

2. PDCA 循环的特点

PDCA 循环，可以使我们的思想方法和工作步骤更加条理化、系统化和科学化。它具有如下特点：

（1）大环套小环，小环保大环，推动大循环。

（2）PDCA 循环作为质量管理的基本方法，不仅适用于整个医院，也适用于科室、团队及个人。各个科室根据医院的方针目标，都有自己的 PDCA 循环，大环套小环，小环里面又套更小的环周而复始的循环下去。大环是小环的母体和依据，小环是大环的分解和保证。各科室的小环都围绕着医院的总目标朝着同一方向转动。通过循环把医院或科室的各项工作有机地联系起来，彼此协同，互相促进。

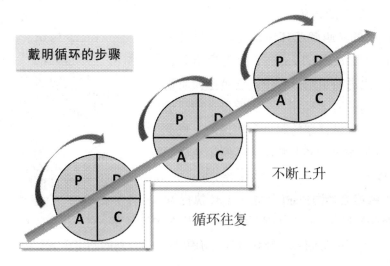

戴明循环的步骤

不断上升

循环往复

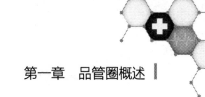

（3）阶梯式上升，不断前进，不断提高。

PDCA循环不是在同一水平上循环。每循环一次，就解决一部分问题，取得一部分成果，工作就前进一步，水平就提高一步。到了下一次的循环又有了新的目标和内容。

（4）PDCA循环的四个阶段是相对的，它们之间不是截然分开的。

3. PDCA循环的八个步骤

（1）找出问题：

分析现状，找出存在的问题，包括质量问题及管理中存在的问题，尽可能地用数据说明，并确定需要改进的主要问题。

（2）分析原因：

分析产生问题的各种影响因素，尽可能地将这些因素都罗列出来。

（3）确定要因：

区分主要原因和次要原因是最有效解决问题的关键。

（4）制定措施：

针对影响质量的主要因素制定措施，提出改进计划，并预计其效果。回答"5W1H"，即：

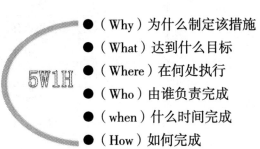

- （Why）为什么制定该措施
- （What）达到什么目标
- （Where）在何处执行
- （Who）由谁负责完成
- （when）什么时间完成
- （How）如何完成

措施和计划是执行力的基础，尽可能地使其具有可操作性。

以上（1）、（2）、（3）、（4）是P——计划阶段的具体步骤。

（5）执行计划：

按既定的计划实施。若执行中发现新的问题或情况有变化，应及时修改计划。也就是D——执行阶段。

（6）检查效果：

根据计划的要求，检查、验证实际执行的结果，看是否达到了预期的效果。也就是C——检查阶段。

（7）纳入标准：

根据检查的结果进行总结，把成功的经验和失败的教训都纳入有关标准、规程、制度之中，巩固已经取得的成绩。

（8）遗留问题：

所有问题不可能在一个 PDCA 循环中全部解决，遗留的问题转进下一个 PDCA 循环，如此，周而复始，螺旋上升。

以上（7）、（8）是 A——处理阶段的具体实施。

二、QCC 活动步骤与 PDCA 循环的联系

PDCA 循环与 QCC 活动的开展密切相关。QCC 活动的基本步骤，一般都是根据 PDCA 循环，即计划、执行、检查、处理的程序来进行的。两者的联系如图所示：

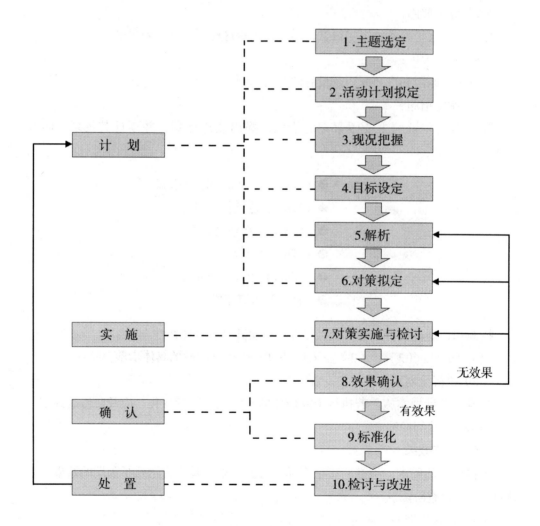

图 1-1　QCC 活动步骤与 PDCA 循环的联系

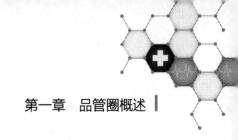

第四节 品管圈成立

一、圈的组建

同一工作现场，工作性质相同，员工自愿自发组成小组，为提高医院的服务质量，我们需要品管圈活动来解决工作中遇到的各种问题。

二、圈员职责

1. 圈长职责

（1）品管圈代表人，也代表全体圈员。

（2）领导圈员积极参加活动。

（3）统一全体圈员的意志、观念、行为。

（4）在圈员的协助下建立全员参与、全员发言、全员分担的体制，本着实事求是的原则决定品管圈活动的方向，并监督执行。

（5）与品管圈辅导员密切联系，并探讨活动中出现的各种问题。

（6）定期向上级部门汇报品管圈活动的开展情况和活动成果，培养后继圈长人选。

（7）积极主动的学习，提升自我能力，同时带动圈员提升自我。

（8）掌握品管圈的各种方法和工具。

（9）营造品管圈内部和谐的人际氛围。

2. 圈员职责

（1）热爱自己所在的品管圈，以圈为荣。

（2）积极参加品管圈活动。

（3）遵守品管圈活动制度。

（4）服从集体意见。

（5）积极发言，激发创新思维，充分运用头脑风暴。

（6）接受培训、教育，提升自身解决问题的能力。

（7）做好活动中分配的各项任务。

（8）建立圈内良好的人际关系。

（9）坚信每个人的潜力都是巨大的。

（10）有奉献精神。

三、圈会召开

1. 圈会目的

圈会就是所有圈员以各种形式聚在一起，运用六项思考帽的思维模式，充分发掘圈员的大脑潜力，及时获得信息，发掘问题，运用头脑风

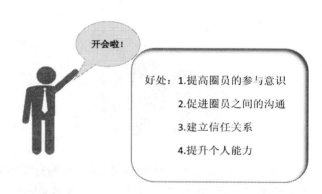

开会啦!

好处：1.提高圈员的参与意识
2.促进圈员之间的沟通
3.建立信任关系
4.提升个人能力

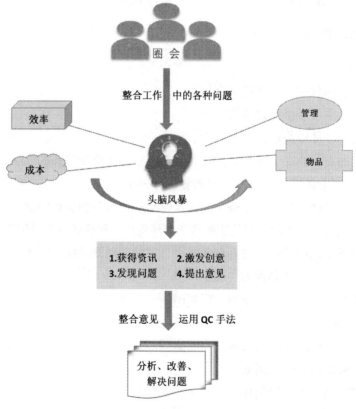

图 1-2　品管圈圈会的过程

暴法提出个人的意见和建议，一起探讨品管圈活动中运用的工具和方法，互相学习，互相启发，共同提升，创造出优质的成果。

2. 开会时机

（1）圈会是品管圈活动的主要形式。

（2）让开会变成一种习惯。

（3）圈会地点——医院内部（如办公室、值班室、继续教育厅等）。

　　　　　　——医院外（茶馆、餐厅、咖啡馆、户外等）。

（4）圈会时间——午餐后的休息时间。

　　　　　　——提前半小时上班或推后下班开会。

　　　　　　——圈员都方便聚会的时间。

（5）圈会频次——每月至少 1～2 次，每周一次也好，根据本部门的实际工作而定。

　　　　　　——每次开会的时间灵活机动，但要讲求效率。

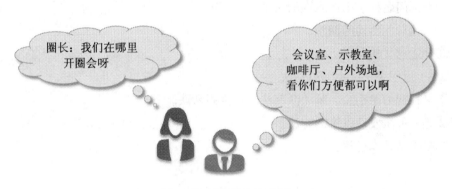

图 1-3　圈会地点的选择

3. 圈会准备

（1）开会前 5～7 天，圈长须参照圈活动计划，了解目前的活动状况及问题点，列出开会时要讨论的内容，并请圈员协助准备相关资料。

（2）开会前 5 天，开会内容的主题以书面、微信等方式提前告知圈员。

（3）开会前 3 天，要求圈员各自整理自己在活动中的相关资料，并以微信、口头、电话等联系方式通知圈员参加圈会。

（4）开会前 10 分钟到场，确定圈员是否到场，确保时间的有效性。

4. 主持圈会的注意事项

（1）全体圈员参与，圈长要调动全体圈员的积极性。

（2）开会过程中尊重人性，充分发挥每一个人的潜力。

（3）圈长须提前通知圈员开会的时间、地点及相关主题，并要求圈员做好相应的准备。

（4）圈会时间不宜过长，开会时间一般不超过 1 小时。

（5）时间短、次数多的圈会更有效率。

（6）圈会上提前安排好合适的人选做好圈会内容记录、并做好会后信息和资料的整理。

（7）圈长把控好活动进度。

四、圈名和圈徽

1.圈名

就像是一个人或是一个企业的名字，我们赋予它生命的意义。它代表了品管圈的灵魂与力量。可以是物品名、卡通人物名，也可以是动物、植物名称等等。

（1）意义：

①与部门名称、工作属性的关系。

②表达对此活动的期盼。

③合适意义的词语。

（2）运用手法：头脑风暴法。

①又称智力激励法、脑力激荡法、自由思考法。

②是一种激发性思维的方法。

③联想是基本过程。

（3）原则：

①禁止批评——不任意的批评见解的好坏。

②自由奔放——即使是偏离目标的见解也有帮助。

③追求提案量——由量生质，每一个人至少要提出一个见解。

④充分活用别人的见解——对他人的创意做补充和完善。

举例

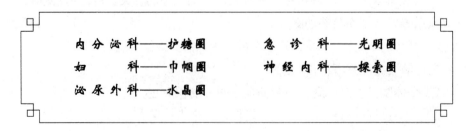

内分泌科——护糖圈　　　急诊科——光明圈

妇　　科——巾帼圈　　　神经内科——探索圈

泌尿外科——水晶圈

2.圈徽

在确定圈名的同时,需要设计出与圈名相符的代表品管圈团队的圈徽。就像企业中的品牌效应一样,圈徽能一目了然、形象生动地表现出品管圈的意义。

意义:

(1)与圈名的关系。

(2)形态的意义。

(3)颜色的意义。

举例

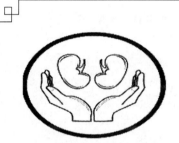

泌尿外科——水晶圈

双肾——代表我们的泌尿系统

双手——代表我们会用心呵护我们的患者

总体——双手托起,代表责任与奉献

水晶圈——指水中的结晶,是泌尿系统的常

见疾病,也寓意着我们的团队像水晶一样纯洁,真诚地为我们的患者提供最优质的专业护理

内分泌科——护糖圈

凝心聚力,用心呵护

外围心形代表每个成员

中间心形代表用心呵护每一位患者

整体图案成圆形,代表团队的凝聚力

11

消毒供应中心——团结圈

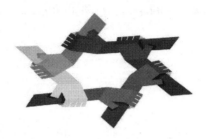

- 团结是一切工作的前提，只有团结一心，才能促进科室的稳定发展

- 我们每个人的力量虽小，但将微小的力量汇集在一起，就能形成一股大力量

- 只有团结在一起，才能多角度、多思维、多发展，共同解决问题

- 体现了我们齐心协力，共同解决困难的信念

第二章 如何推进品管圈活动

第一节 品管圈推进组织

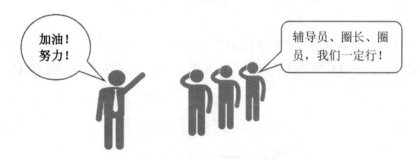

图 2-1 上级领导鼓励品管圈成员

品管圈是持续不断地推进质量改进的活动，这种活动需要以系统性及持续性的方式来进行。故品管圈活动的成功，必须要有组织的推动，还需要有专门负责人负责，才能保证品管圈活动的顺利进行，同时也避免了品管圈活动出现停滞不前或偏离方向的现象。

一、推动框架

山西省人民医院品管圈推动小组结构框架：

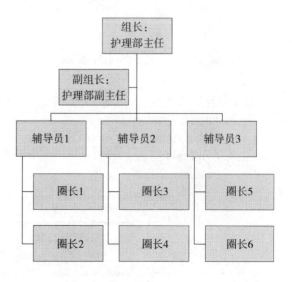

图 2-2 品管圈推动小组的框架

二、组织文化

组织文化代表了医院的灵魂，是医院在建设发展中形成的物质文明和精神文明的总和，也是组织中特有的、多数成员共同遵守的最高目标、价值标准、信念和行为规范的总和。

医院本着"以人为本""以患者为中心"的服务理念，以全心全意为人民服务为宗旨。医院品管圈就是要根据患者的疾病情况、身心状态，选择最好的医疗方案，为患者提供安全、有效、方便、满意的医疗护理服务。

组织的文化逐渐融入每一位圈员的思想中，让员工产生归属感、荣誉感，使员工自觉自愿地维护科室和医院的荣誉和利益，共同实现医院的目标。

第二节　品管圈教育与培训

大部分医院的基层员工，对于医院品管圈的质量管理知识知之甚少。鉴于医疗行业的特殊性，要顺利展开品管圈活动，需要对相关人员进行有计划的培训。

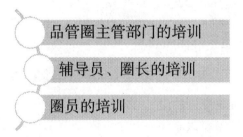

- 品管圈主管部门的培训
- 辅导员、圈长的培训
- 圈员的培训

一、品管圈主管部门的培训

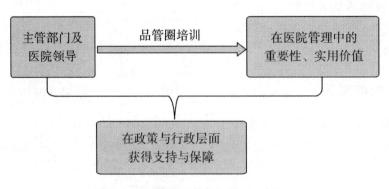

图 2-3　品管圈主管部门培训示意图

二、辅导员、圈长的培训

作为品管圈的辅导员、圈长，除了应该掌握更多品管圈的知识，还要具备教学、辅导的能力，从而带领品管圈成员顺利进行品管圈的活动。

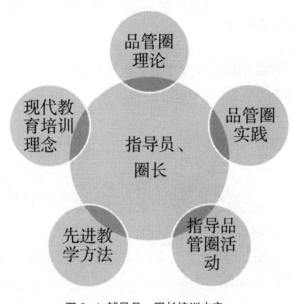

图 2-4 辅导员、圈长培训内容

三、圈员的培训

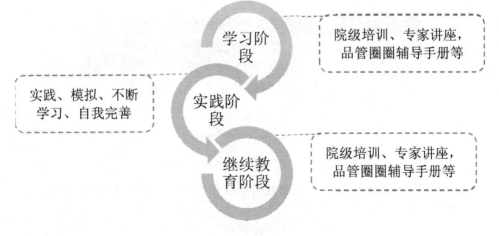

图 2-5 圈员培训内容

15

第三节 制定品管圈推进计划

医院开始导入品管圈这个品质管理工具后，我们会思考：

1. 如何开展品管圈活动？

2. 如何具体实施？

3. 如何将对品管圈的理论学习和具体实践相结合？

4. 如何推动品管圈活动的顺利进行？

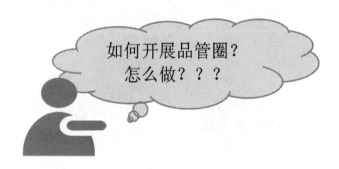

对于医院的医护人员来说，品管圈的内容很陌生，如何能很好地掌握品管方法并将品管圈的项目正确顺利地进行下去，重点在于实践。

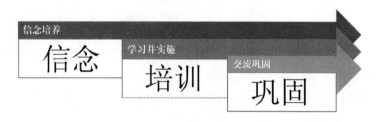

图 2-6　圈员培训步骤

制定品管圈活动计划表，以便有效的控制和推动品管圈活动的每一个阶段、每一项工作的顺利进行。

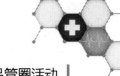

表 2-1 开展品管圈活动实施计划表

时　间		目　标	内　容	形　式	步　骤	需要时间
第一阶段	1～2周	1. 认识品管圈 2. 品管圈的精神 3. 培养信念 4. 圈长	1. 品管圈活动 2. 活动意义、精神 3. 品管圈常用方法 4. 如何建立	·动员会 ·PPT讲座 ·院内培训 ·外请专家培训	动员感兴趣的人培训 开启品管圈模式	1～2周
第二阶段	9～14周	1. 圈会 2. 本圈的精神 3. 主题 4. 品管圈活动记录	1. 圈会的意义 2. 圈名、圈徽 3. 如何选定主题 4. 如何拟定活动计划活动记录	·互动 ·座谈 ·案例分享 ·讲座	选出圈名、圈徽	1周
					1. 选定主题	1～2周
					2. 活动计划拟定	0.5～1周
		各圈汇报交流		·专家点评 ·交流辅导	对前期的工作内容点评、指导、修正	
		1. 如何完成每个阶段的任务 2. 如何应用品管方法 3.PPT制作 4. 品管圈活动记录	1. 正确收集数据 2. 科学分析现状 3. 积极寻找最佳策略 4. 学习活动内容的整理、汇报	·PPT讲座 ·外请专家讲座 ·案例交流 ·互动座谈会	3. 现况把握	3～4周
					4. 目标设定	0.5～1周
					5. 解析	1～2周
					6. 对策拟定	1～2周
		各圈汇报交流		·专家点评 ·交流辅导	对计划阶段的工作进行点评、指导、修正	
第三阶段	7～11周	1. 实施对策 2. 效果确认 3. 标准化	1. 遵循原则实际操作 2. 参考文献 3. 品管圈活动内容标准化 4. 标准化后的实际意义	·实地研究 ·专家指导 ·互动座谈	7. 对策实施与检讨	4～6周
					8. 效果确认	1～2周
					9. 标准化	1～2周
					10. 检讨与改进	0.5～1周
第四阶段	2～3周	1. 成果发表 2. 成果交流 3. 科研的应用 4. 成果产生的意义	1. 品管圈成果发表 2. 参与品管圈竞赛，提升科研能力，加强品质管理，成果效益化	·讲座 ·专家点评 ·发表会	整理资料 发表论文 交流竞赛 相关课题申报	2～3周

第四节　圈长的推动作用

医院品管圈活动离不开每一个成员的努力。作为品管圈的圈长，不仅要带领品管圈圈员活动，还要做到以下的工作，才能保证品管圈活动的顺利进行：

1. 提前接受品管圈教育培训，并将品管圈理念和方法有效地导入圈中，切实提升品管圈的活动质量，提升圈员质量改进的意识和能力。

2. 积极地与医院的品管圈推动组织、主管部门、辅导员沟通汇报，及时调整，确保品管圈活动符合医院的整体活动。

3. 主导品管圈活动进程，发挥智慧，聚集全员的力量，确保品管圈的顺利进行。

4. 推动品管圈的可持续发展，包括发展圈员、培养圈长，发掘新的活动主题，圈员的继续学习等，避免一次循环完成就结束了，再没有活动了。

5. 通过品管圈成果发表会、竞赛、质量管理研讨会、品管圈交流会等，进行成果分享，经验交流，推动品管圈活动在更多的医疗机构和部门开展。

第五节　品管圈小组激励

如何推进品管圈的活动——QCC 小组的激励

美国心理学家马斯洛（A.H.Maslow）提出的"需要层次论"认为人有五种基本需要，即生理需要、安全需要、社交需要、尊重需要和自我实现的需要。这五种需要由低到高，体现人的需求的提升。当人们得到了应有的尊重和有效的激励，就能够促使其发挥潜力，调动其积极性，实现自我价值。

我们把这些需要得到满足的人叫作基本满足的人。我们期望这种人具有最充分、最旺盛的创造力。

QCC 小组成员以极大的热情，围绕医院和科室的发展方向、现场存在的问题开

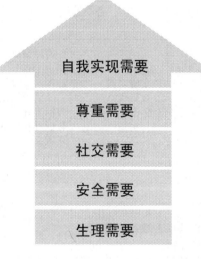

图 2-7　马斯洛的"需要层次论"

展活动并取得成果以后，更需要保持奋发向上的热情，促使其再次选择课题，持续不断的活动，这就需要建立有效的激励机制。

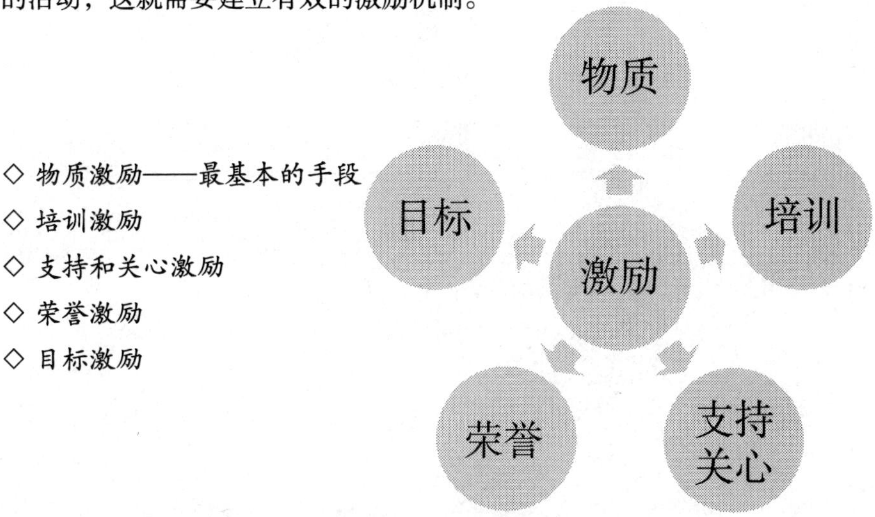
◇ 物质激励——最基本的手段
◇ 培训激励
◇ 支持和关心激励
◇ 荣誉激励
◇ 目标激励
物质
培训
支持关心
荣誉
目标
激励

图 2-8　激励机制

第三章　品管圈实用工具及手法

第一节　头脑风暴法

一、概述

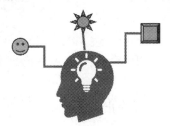

头脑风暴——脑力激荡

头脑风暴法（Brain Storming, BS），又称为脑力激荡法，是一种非常有效的会议技巧。指一群人(或小组)围绕一个特定的主题，进行创新或改善，提出新思路，产生新办法。

头脑风暴法是在暂缓批评、轻松愉快的气氛下，进行无限制的自由联想和讨论，人人自由发言，提出尽可能多的设想和方法。达到全员参与、质量改进的目的。

品管圈应用环节

★主题选定

★现况把握（查检表的制作）

★解析（原因分析）

★对策拟定

二、应用步骤

1. 明确问题

采用头脑风暴法组织群体决策时，应召开集中会议，会议要明确主题。将会议主题提前通报给全体圈员，让圈员有一定的准备。

2. 引发和产生创造造词性思维

（1）明确目的、依次表述、平等、互补、不评论、不批驳。

（2）毫无遗漏的记录。

（3）会议持续到无人发表意见为止。

3. 会后评价整理

（1）重述每个人的观点，使每个圈员都知道全部观点。

（2）去掉重复、无关的观点，对各种见解进行评价、论证，归纳。

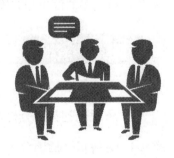

三、注意事项

1. 时间——会议时间控制在 1 小时左右，控制好时间，力争在有限的时间内获得尽可能多的创意性设想。

2. 人员设置——会议设主持人一名，只主持会议，对设想不作评论。设记录员 1 ~ 2 人，要求认真将圈员的每个设想都完整地记录下来。

3. 头脑风暴原则：

（1）自由畅谈：

圈会时鼓励圈员说出各自能想到的任何见解，可以从不同角度，不同层次，不同方位，大胆地展开想象，尽可能地标新立异，与众不同，提出创新性、创造性的想法。

（2）延迟评判：

头脑风暴就必须坚持当场不对任何见解做出评价。既不能肯定某个见解，又不能否定某个见解，更不能对某个见解发表评论性的意见。一切评价和判断都要到会议结束以后才能进行。

这样做一方面是为了防止评判约束圈员的积极思维，破坏自由畅谈的有利气氛；另一方面是为了集中精力先开发设想，避免把应该在下一阶段做的工作提前进行，影响创造性思维。

（3）禁止批评：

绝对禁止批评是头脑风暴法应该遵循的一个重要原则。参加头脑风暴会议的每个人都不得对别人的见解提出批评意见，因为批评对创造性思维无疑会产生抑制作用。

（4）追求数量：

头脑风暴强调见解的数量而非质量，每位圈员至少要提出一个见解，而且越多越好。

第二节　甘特图

一、概述

1. 定义

甘特图 (Gantt chart)，也称为条状图 (Bar chart)，即以图示的方式通过活动列表和时间刻度形象地表示出任何特定项目的活动顺序与持续时间。

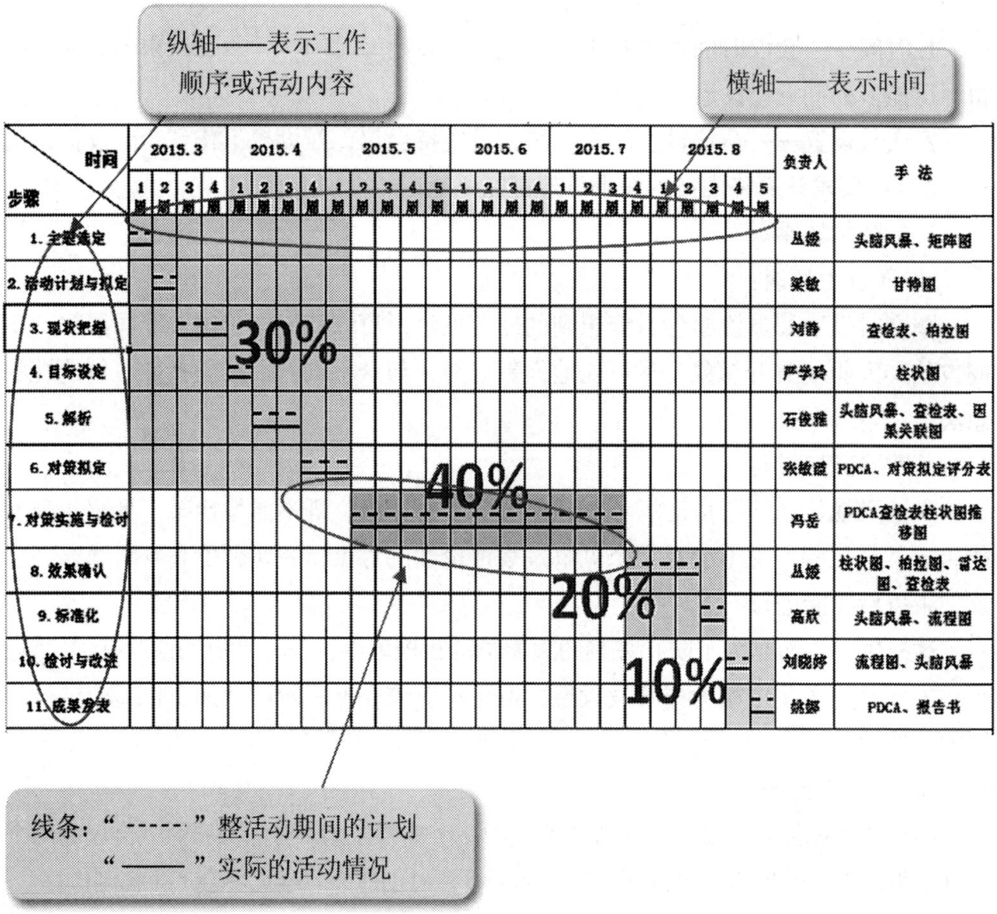

纵轴——表示工作顺序或活动内容

横轴——表示时间

时间 步骤	2015.3				2015.4				2015.5				2015.6				2015.7				2015.8					负责人	手法
	1周	2周	3周	4周	1周	2周	3周	4周	1周	2周	3周	4周	1周	2周	3周	4周	1周	2周	3周	4周	1周	2周	3周	4周	5周		
1.主题选定																										丛媛	头脑风暴、矩阵图
2.活动计划与拟定																										梁敏	甘特图
3.现状把握					30%																					刘静	查检表、柏拉图
4.目标设定																										严学玲	柱状图
5.解析																										石俊雅	头脑风暴、查检表、因果关联图
6.对策拟定									40%																	张敏霞	PDCA、对策拟定评分表
7.对策实施与检讨																										冯岳	PDCA查检表柱状图推移图
8.效果确认																			20%							丛媛	柱状图、柏拉图、雷达图、查检表
9.标准化																										高欣	头脑风暴、流程图
10.检讨与改进																					10%					刘晓婷	流程图、头脑风暴
11.成果发表																										姚娜	PDCA、报告书

线条："------"整活动期间的计划
"———"实际的活动情况

图 3-1 甘特图

甘特图内在思想简单，基本是一个线条图。

横轴——表示时间

纵轴——表示工作顺序或活动内容

线条——虚线表示整个活动期间的计划，实线表示实际的活动情况

它直观地表明任务计划在什么时候进行，及实际进展与计划要求的对比。在活动开始时先按照预定进度用虚线"·········"画上计划线，在活动中每完成一个工作项目，便以实线"———"画上实施线，用以监控工作进度，以便如期完成改善活动。

2.应对时机

品管圈应用环节
★活动计划拟定

二、应用步骤

1.明确品管圈项目所涉及的各个活动项目，并设定具体的时间进程。

2.搭建甘特图草图。

将所有的活动内容按照时间顺序从上到下标注在甘特图左边的纵坐标上，甘特图上方的横坐标标注活动的时间（通常以周为单位），也可以在以周为单位的时间上方再标注相应的年月日时间。

3.将已决定的活动任务的执行人员标注到甘特图右边的纵坐标。

4.将已决定的各个活动内容的活动进程，即已拟定的各步骤所需时间以虚线方式标注到甘特图上。一般用虚线表示计划线，表示预定进度。

5.将拟定好的活动计划书，即甘特图形式向上级汇报，并取得上级的批准。

6.品管圈活动时，实际上开展到何种程度，需要将实际进度以实线方式标注在甘特图上，一般标注在虚线下方。实线表示实施线，表示活动的实际进度。

三、注意事项

1.解析和对策拟定的线不能重叠，因为没有做好解析，就没有办法做好对策拟定。

2.效果确认和标准化的线不能重叠，因为没有做好效果确认这个步骤，尚不知道所实施的对策是否有效，自然就不会有标准化的对策出现。

举例

山西省人民医院泌尿外科 2016 年品管圈活动计划拟定表

表 3-1　活动计划拟定计划表

步骤	时间	负责人	手法
主题选定	2015.3 第1周	媛	头脑风暴、矩阵图
活动计划与拟定	2015.3 第2周	敏	甘特图
现状把握	2015.3 第3～4周	静	查检表、柏拉图
目标设定	2015.4 第1周	玲	柱状图
解析	2015.4 第2～4周	雅	头脑风暴、查检表、关联图
对策拟定	2015.5 第1～2周	霞	PDCA、对策拟定评分表
对策实施与检讨	2015.5～2015.7	岳	PDCA、查检表、柱状图、推移图
效果确认	2015.8 第1周	媛	柱状图、柏拉图、雷达图
标准化	2015.8 第2～3周	欣	头脑风暴、流程图
检讨与改进	2015.8 第2～4周	婷	流程图、头脑风暴
成果发表	2015.8 第4～5周	娜	PDCA、报告书

（甘特图中标注的比例：32%、38%、20%、10%）

第三节 流程图

一、概述

1.定义

流程图（Flowchart）是将一个过程的步骤用图的形式表示出来。通过对一个过程中各步骤之间关系的研究，发现问题的潜在原因，找到需要进行质量改进的环节。

流程图可以用于描述现有的过程，也可以涉及一个新的过程。它是由一系列容易被识别的标识构成。

2.应用时机

品管圈应用环节

★ 现况把握

★ 标准化环节

二、应用步骤

1.判断过程的开始与结束。

2.描述过程中的所有步骤并按序排列。

表 3-2 基本流程图符号

工作性质	符 号	说 明
开始/结束		工作流程的开始与结束
工作/处理		收发、执行、控制、检讨、处理等工作
文件		工作中所产生的报表、记录或数据等文件
判断/决策		选择流向路径
档案/储存		电脑档案或文件数据储存
连接		流程出口及入口
流程方向		工作进行方向

3. 选择适当的符号绘制，画出该过程的流程草图。

4. 与实际过程比较，检查是否完整，改进流程图。

5. 注明正式流程图形成日期，以备使用和参考。

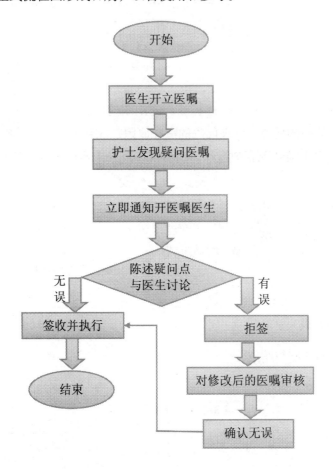

图 3-2　签收医嘱流程图

三、注意事项

1. 流程图的绘制必须要用标准化的符号来绘制，使每一个工作人员都能了解流程中的每一个过程。

2. 流程图有且只有一个"开始"与"结束"。

3. 流程箭头不允许回调。

4. 对于菱型判断框，必须包括两个或两个以上的条件走向注释（条件写在箭头线上），以及对应的执行结果。

5. 整体必须是从上而下的、清晰的。

第四节　亲和图

一、概述

1.定义

亲和图，又称 KJ 分析法（Affinity Diagram），它是把收集到的大量有关某一特定主题的意见、观点、想法和问题等语言资料，按它们之间相互亲近程度加以归类、汇总，使问题明朗化，并取得统一认识，以利于解决问题的一种方法。

2.应用时机

亲和图常用于归纳、整理由头脑风暴所产生的各种意见、观点、想法等语言资料，可使不同见解的人统一思想，培养团队精神。

品管圈应用环节
★ 主题选定
★ 解析
★ 对策拟定

3.意义

（1）迅速掌握未知领域的实际情况，找出解决问题的途径。

（2）对于难以理出头绪的事情进行归纳整理，提出明确的方针和见解。

二、应用步骤

会前准备：白板、笔、卡片、大张白纸和文具。

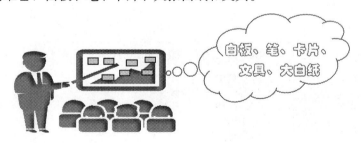

1.确定主题

圈会的组织者应用通俗易懂的语言（非专业术语）讲明将要讨论研究的问题，并得到每位圈员的确认，便于统一思想。

2.收集语言资料

在主题方面，采用讨论、观察、查阅、思考等方法收集语言资料。常使用头脑风暴法。

（1）制作语言资料卡片：

将收集的语言资料尽可能用简单、精炼、明了的文字整理在卡片上，确认描述的准确性和简洁性。尽可能每张卡片记录一个观点或想法。

（2）汇总、整理卡片：

反复阅读卡片，剔除相同内容的卡片，把有关联的卡片整理在一起，分组放置，并找出或另外写出能代表该组内容的主卡片。把主卡片放在最上面，进行标识分类。

（3）绘制亲和图：

把分类卡片按照相互关系进行排列，使各类间位置能清晰地显示相互间关系，并用适当的框线或记号加以标识，绘制出亲和图。

经过以上步骤完成亲和图，便可清晰地理顺资料卡之间的关系。所有圈员共同讨论，进一步理清其关系，统一大家的认识，并指定专人撰写报告。

（4）记录：

完成亲和图后要记录主题、成员及完成日期。

 举例

在品管圈对策拟定阶段：

① **确定主题**

了解医院护士在压疮相关知识培训方面的需求。

方法：发放调查问卷《您认为较好的压疮相关知识培训方法有哪些》

点评：搜集多而繁杂的建议、观点、想法

② **收集语言资料**

主　题	了解医院护士在压疮相关知识培训方面的需求
调查结果	1. 科室集中培训 2. 学习网上教学视频 3. 实例讲解并演练压疮护理 4. 制作压疮护理方面的口袋书 5. 组织全院护士分批定期学习 6. 压疮用具的现场培训 7. 建立压疮知识邮箱 8. 建立压疮护理博客 9. 针对典型病例进行培训 10. 科室压疮专管员在科内讲课 11. 沙龙会进行知识更新 12. 压疮护理成功病例的跟踪调查录像 13. 模拟病房现场培训

图 3-3　收集语言资料

③ 制作语言资料卡片

确认描述的准确性和简洁性，去除相同内容的卡片。

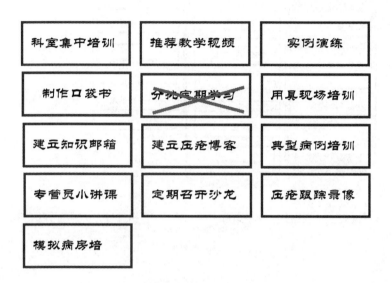

图 3-4　制作语言卡片图

④ 汇总、整理卡片

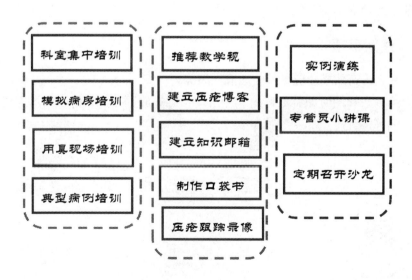

图 3-5　整理语言卡片

⑤ 绘制亲和图

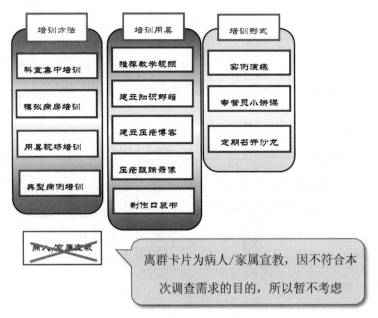

图 3-6　绘制亲和图

⑥ 记录

主题：了解医院护士在压疮相关知识培训方面的需求

成员：丛媛　问晓东　梁敏　刘静　严学玲　高欣　石俊雅　张敏霞　刘晓婷
　　　姚娜

日期：2014 年 6 月 20 日

三、注意事项

1. 卡片上语言的描述应尽可能地清晰简练。

2. 当绘制亲和图时如有离群的卡片出现，可先放置一边，待亲和图完成后再确认该卡片的处理方法。

第五节　柏拉图

一、概述

1. 定义

Pareto chart，译作柏拉图，也称柏拉分布图、帕累托图、排列图。是一个垂直条形统计图，图中显示的相对频率数值从左至右以递减方式排列。由于图中表示频率的较高条形能清晰显示某一特定体系中具有最大累积效应的变量，因此柏拉图可有效运用于分析首要关注问题。如下图：

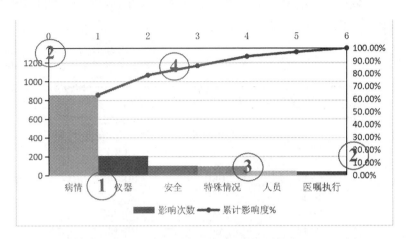

图 3 –7 某科 2～4 月危重患者交班漏项原因统计柏拉图

2. 柏拉图的基本模式

> ① 一个横坐标：表示所要分析的项目，可以是原因也可以是结果。
>
> ② 两个纵坐标：
>
> 左边——质量特性即原因的次数或频率，用来衡量特性的计算单位，如个、次、件。
>
> 右边——累计百分比。
>
> ③ 几个按高低顺序排列的矩形。
>
> ④ 一条累计百分比折线。

3. 应用时机

品管圈应用环节

★ 现况把握

★ 解析

33

二、应用步骤

1.确定所要分析项目，制作查检表，搜集数据。

2.对查检表数据进行整理分类，按项目由多到少排序，并求出合计次数和累计比。将数据录入 Excel 工作表中，如下图所示：

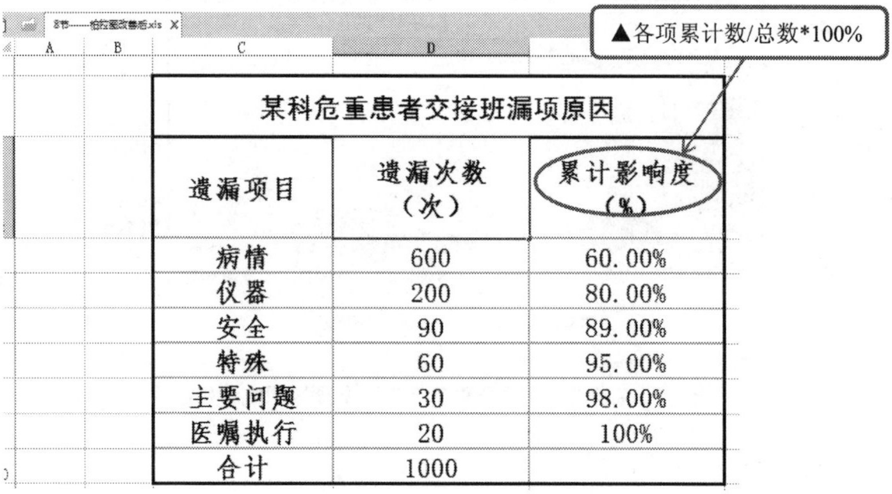

▲各项累计数/总数*100%

某科危重患者交接班漏项原因		
遗漏项目	遗漏次数（次）	累计影响度（%）
病情	600	60.00%
仪器	200	80.00%
安全	90	89.00%
特殊	60	95.00%
主要问题	30	98.00%
医嘱执行	20	100%
合计	1000	

图 3-8　柏拉图制作步骤

3.画柱状图和累计曲线。先制作"漏项原因分析柱状图"和"累计影响度"的柱状图。

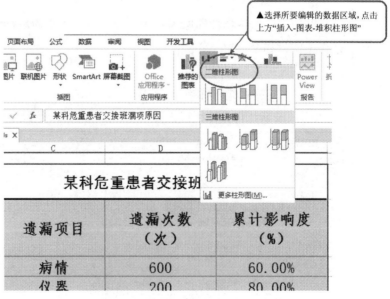

▲选择所要编辑的数据区域,点击上方"插入-图表-堆积柱形图"

图 3-9　柏拉图制作步骤

4. 点击"累计影响度→更改图表类型→柱状图改散点图"。

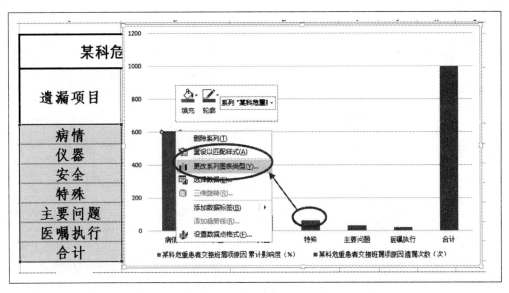

图 3-10 柏拉图制作步骤

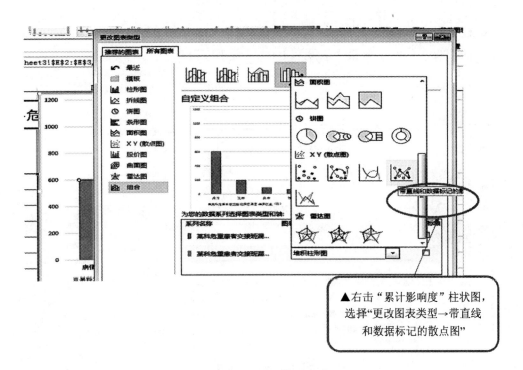

▲右击"累计影响度"柱状图，选择"更改图表类型→带直线和数据标记的散点图"

图 3-11 柏拉图制作步骤

5. 将柱状图的间距调整为 0，以消除柱状图的间距。

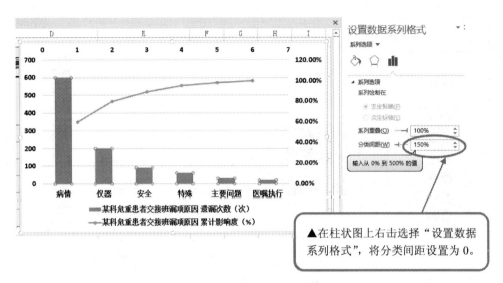

图 3-12　柏拉图制作步骤

6. 柱状图主 Y 轴最大值调整为实际例数的最大值（合计），最小值为 0，比如范例中的 1000。将次 Y 轴最大值设为 100%，最小值为 0%。

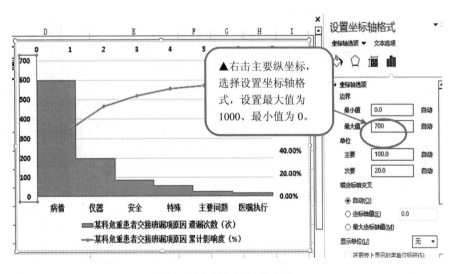

图 3-13　柏拉图制作步骤

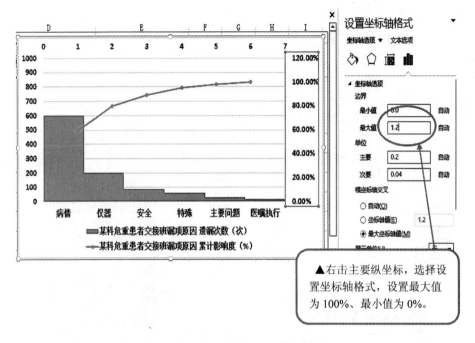

图 3-14 柏拉图制作步骤

7.设置次 X 轴,根据实际选择最大值。如实例中最大值(7)-组距(1)=实际最大值(6)。同时将边框设为实线,将次 X 轴的标签位置选择为"无"。

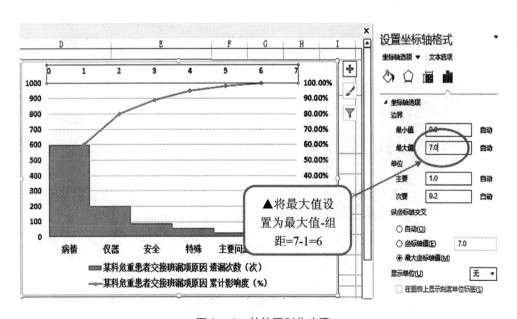

图 3-15 柏拉图制作步骤

37

8. 美化图表

通过调整填充颜色，增加坐标轴刻度，设置字体等美化图表。

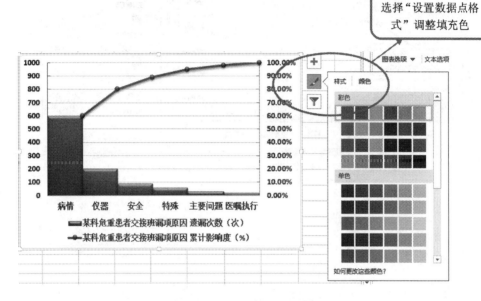

图 3-16 柏拉图制作步骤

9. 完整的柏拉图。

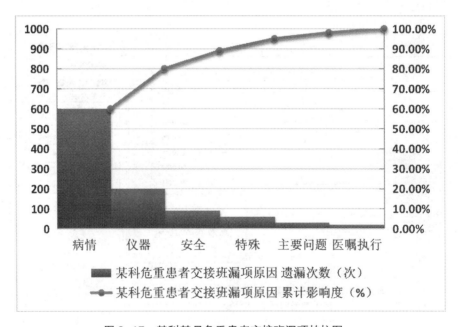

图 3-17 某科某月危重患者交接班漏项柏拉图

三、注意事项

1. 存在的问题一

柏亚图中的项目应为问题点。

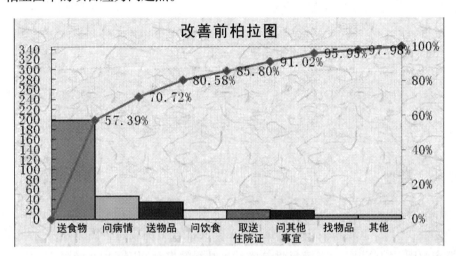

图 3-18　存在问题柏拉图

2. 存在的问题二

项目过多、折线图数据未与柱状图定点数据相交。

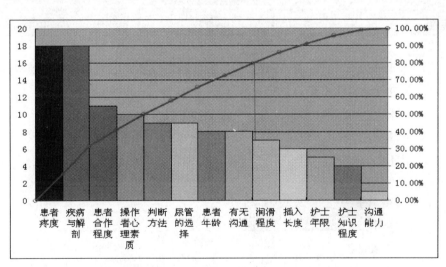

图 3-19　存在问题的柏拉图

（1）一般来讲，收集数据应在 50 个以上，同时关键的少数项目应是本次品管圈有能力解决的最突出的一个。

（2）柏拉图中的项目应为问题。

（3）横坐标一般在 4 ~ 6 项之间。若项目较少时宜选择饼分图或柱状图等表示；项目较多时，可将尾数项目合并为"其他"。

（4）"其他"项应放在最后一位，且包含的应为不重要项目，数值上一般低于前几项，而且此项可有可无。

（5）分析的各项目应是从大到小排列，以便选出关键的项目。

（6）直方柱之间应处于互相连接状态。

第六节　特性要因图

一、概述

1. 定义

特性要因图（Characteristic Diagram），又称石川图或鱼骨图，是一种发现问题"根本原因"的分析方法。就是将造成某一结果的多种原因，以系统的方式来表示。用来明确结果（特性）与原因（要因）之间的关系，使人一目了然。

2. 特性要因图的类型

| ○ 整理问题型鱼骨图 | ○ 原因型鱼骨图 | ○ 对策型鱼骨图 |

（1）整理问题型鱼骨图：各要素与特性值间不存在原因关系，而是结构构成关系，对问题进行结构化整理。

（2）原因型鱼骨图：鱼头在右，特性值通常以"为什么……"来写。

（3）对策型鱼骨图：鱼头在左，特性值通常以"如何提高 / 改善……"来写。

3. 应用环节

品管圈应用环节

★解析

★一般管理和工作改善的各个阶段，特别是树立问题意识的初期，易于使问题的原因明朗化，从而设计步骤解决问题。

二、应用步骤

1. 明确问题：

画出主骨及所要讨论的主题，主题简明扼要（鱼头部分）。

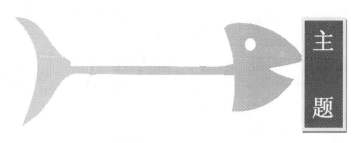

图 3-20　鱼骨图骨架

2. 确定原因的类别（大骨部分）：

即大原因，可从以下这五个方面进行思考：

人（Man）

机（Machine）

料（Material）

法（Method）

环（Environment）

3. 层层展开，完成全图：找出中原因、小原因：

寻找每个主要类别原因的所有下一个层次的原因，并画在相应的鱼骨上，一层层的展开分析下去，直到可以直接采取对策为止。

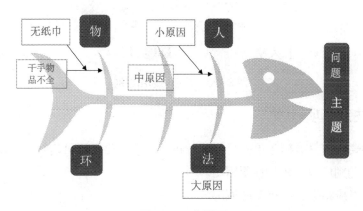

图 3-21　鱼骨图

4. 确定末端原因，对图中所有末端原因（小原因）进行确认。

5. 标明制图人，制图日期。

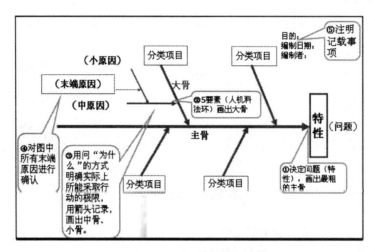

图 3-22　特性要因图绘制程序图

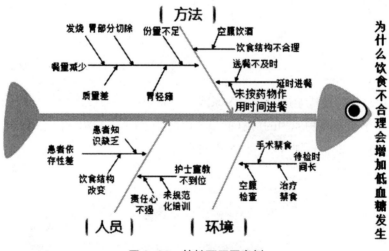

图 3-23　特性要因图案例

三、注意事项

1. 特性要因图只能用于单一目标的分析，一个主要问题只能画一张特性要因图，多个主要问题则应画多张特性要因图。

2. 箭头对应结果，箭尾对应原因。

3. 第一层与结果有直接关系，层层分析，直到可以直接采取对策为止。

4. 一般从"人机料法环"五方面分析，有因果关系的分析，没关系的无须分析。

5.最后一层原因称为末端因素，要因一定在末端原因上确定。

6.特性要因图展开的层次至少有两层，但展开的层数较多时应改用树图。

7.画法应规范，不应缺箭头，箭头的方向大约 60 ~ 80°。

第七节　系统图

一、概述

1.定义

系统图（Systematic Diagram），又叫树图。系统图是表示某个质量问题与其组成要素之间的关系，是为了明确问题的重点，所采取的最适当的手段和措施的一种树枝状图。

2.分类

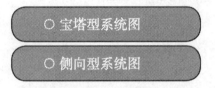

系统图可以系统地把某个质量问题分解成许多组成要素，以显示出问题与要素、要素与要素之间的逻辑关系和顺序关系。系统图常用于单目标展开。一般均自上而下或从左到右展开作图。

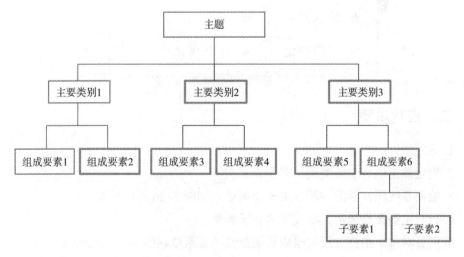

图 3-24　宝塔型系统图

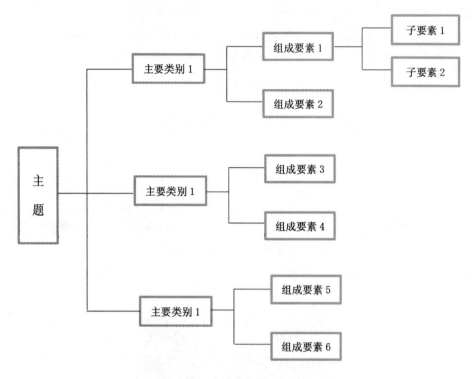

图 3-25　侧向型系统图

3. 应用时机

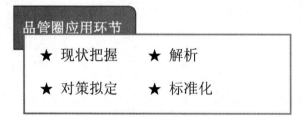

品管圈应用环节

★ 现状把握　　★ 解析

★ 对策拟定　　★ 标准化

二、应用步骤

1. 确定研究的主题。

2. 确定该主题的主要类别，即主要层次。

3. 绘制系统图，即把主题、主要类别放入如图 3-26 所示位置。

4. 针对主要类别确定其组成要素和子要素。

5. 把针对每个主要类别的组成要素及其子要素放在图 3-26 所示位置。

6. 评审画出的系统图，确保无论在顺序上还是在逻辑上都没有差错和空当。

举例

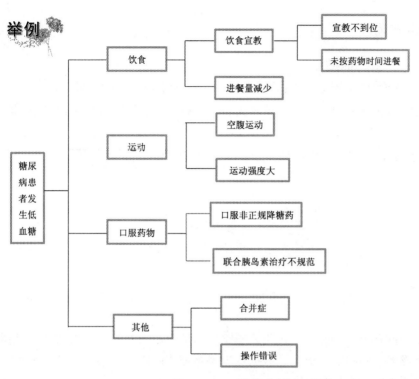

图 3-26　系统图实例展示

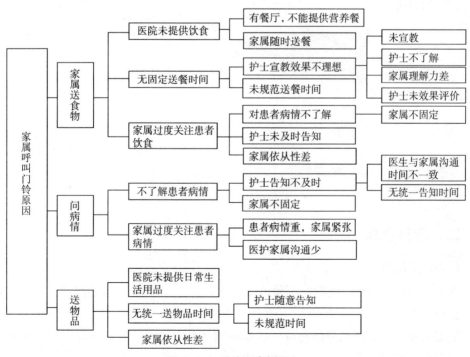

图 3-27　系统图实例展示

三、注意事项

1. 系统图中不能出现箭头。

2. 用于因果分析的系统图一般是单目标的，即一个质量问题用一张系统图。

3. 系统图中的主要类别一般不先从"人、机、料、法、环"开始，而是根据具体的问题和逻辑关系进行分类。

4. 最后一层为末端因素，用符号加以表示，如背景色、红框圈注等。

第八节　关联图

一、概述

1. 定义

关联图（Association Diagram）又叫关系图，它是表达关系复杂、因素之间又相互关联的单个或多个问题的图形，是根据逻辑关系理清原因、结果、目的、手段等复杂问题，通过整理语言文字资料找出适当对策的一种方法。

2. 应用时机

品管圈应用环节
★主题选定
★现状把握
★解析

二、应用步骤

1. 确定问题点

确定要分析的问题，问题宜用简洁的短语表示。如糖尿病患者低血糖。

2. 找原因

依据问题点，召开品管圈会议，运用头脑风暴法，大家集思广益，尽可能找出影响该问题的所有原因。

3. 制作卡片

将每个问题及原因都做成卡片，将问题卡片摆放在会议桌或白板中间，将原因卡片环绕问题卡片放置。

4. 寻找关系并绘图

从原因开始，整理各个卡片之间的因果关系，用箭头连接原因和结果，箭头指向：原因→结果。把各项原因都梳理一遍，关联图就绘制完成。

5. 找出末端因素

明确重点，找出末端因素。末端因素是可以直接采取对策的因素，它的卡片标志是箭头只出不进。

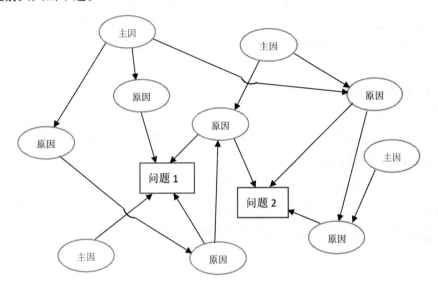

图 3-28 关联图

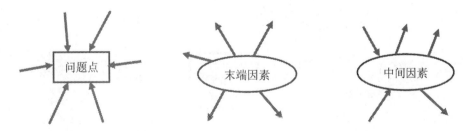

图 3-29 关联图内的因素

（1）问题点——箭头只进不出。

（2）主要因素（末端因素）——箭头只出不进。

（3）中间因素——箭头有进有出。

（4）其中出多于进的因素是关键中间因素，一般要作为要因对待。

举例

> **主题：神经内科危重患者交班不完整**

第一步：确定问题点——神经内科危重患者交班不完整。

第二步：找原因。

依据问题点，通过圈会和查检表找出 15 条原因。

（1）危重患者不危重。　　　　（9）突发事件多。

（2）安全意识差。　　　　　　（10）交接班仓促无次序。

（3）病情无变化，不交接。　　（11）交接重点不明确。

（4）培训不足。　　　　　　　（12）交接班无具体流程。

（5）仪器不交接。　　　　　　（13）无交接班模板。

（6）交接物品多。　　　　　　（14）医护沟通不畅。

（7）压疮高危未交。　　　　　（15）潜在风险意识差。

（8）交接病情时间长。

第三步：制作卡片。

将问题和 15 个原因都做成卡片，将问题卡片"神经内科危重患者交班不完整"摆放在白板中间，将 15 个原因卡片摆放在问题卡片周围。

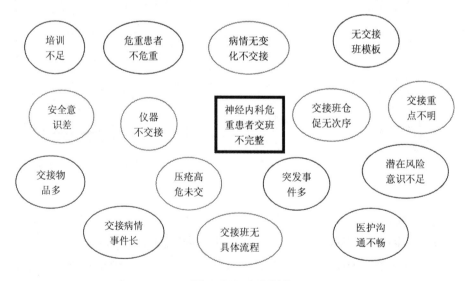

图 3-30　卡片制作

第四步：寻找关系并绘图。

根据因果关系用箭头连接原因、结果及交叉影响关系，把各项原因都梳理一遍，关联图绘制完成。

第五步：找出末端因素。用蓝色框线及红色字体标示末端因素。

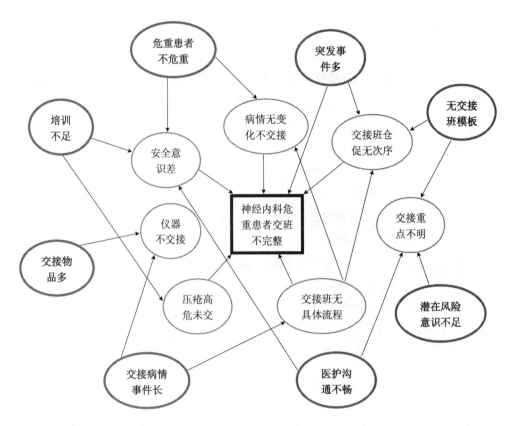

图 3-31　关联图案例

三、注意事项

1. 关联图可应用于单一或多个问题的原因分析，但原因之间必须有交叉影响。

2. 各因素之间没有互相缠绕时不能用关联图。

3. 问题及原因的语言表达要准确、简练。

4. 关联图问题的标识一般用粗线方框框住，箭头只进不出，即为问题。

5. 关联图末端因素的标识和所有因素一样，一般用椭圆圈起。箭头只出不进是主要因素，也称末端因素，是解决问题的关键。箭头又进又出的为中间因素。

6. 检查所有末端因素，确保末端因素可以直接采取对策。如果不能直接采取对策，需要进一步分析下去。

第九节 直方图

一、概述

1. 定义

直方图（Histogram）又称质量分布图、柱状图，是一种统计报告图，也是表示资料变化情况的一种主要工具。做直方图的目的就是通过观察图的形状，判断生产过程是否稳定，预测生产过程的质量。

2. 作用

（1）用长方形的高低来表示数据大小，并对数据进行比较分析。

（2）不同项目之间的对比。

（3）量的比较，突出个体与个体之间的对比。

（4）显示质量波动的状态。

（5）较直观的传递有关过程质量状况的信息。

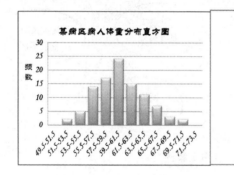

图 3-32　直方图解析

3. 意义

（1）寻找差异点。

（2）发展改善效果。

4. 应用环节

品管圈应用环节

★现况把握——分析搜集到的数据分布情况

★对策实施与检讨

二、应用步骤

1. 寻找差异点

用于目标值的设定，横坐标包括改善前的数据（现况值）及改善后数据（目标值），同时用上升或下降的箭头等形式标注改善情况，并列出具体的幅度。

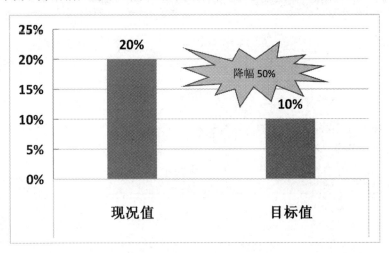

图 3-33　静脉穿刺失败率柱状图

2. 作图步骤

（1）在 Excel 表格中输入需要的数值。

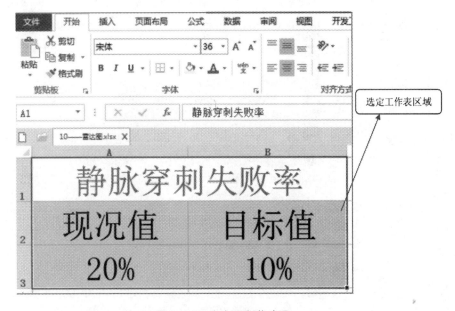

图 3-34　直方图制作步骤

（2）在"插入"选项中选取"图表"。

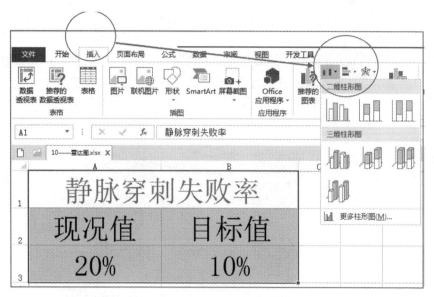

图 3-35 直方图制作步骤

（3）选择"数据的显示→添加数据标签"。

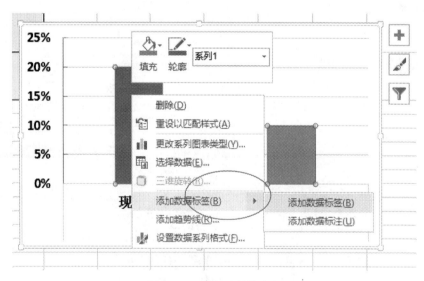

图 3-36 直方图制作步骤

（4）按要求调整显示字体。

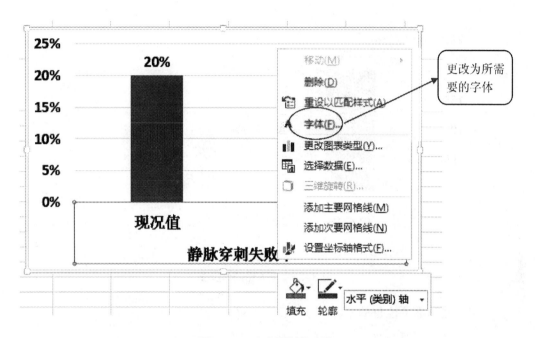

图 3-37　直方图制作步骤

（5）根据要求美化表格。

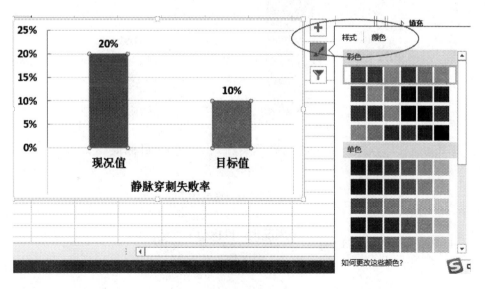

图 3-38　直方图制作步骤

（6）标识现况值与目标值的差距。

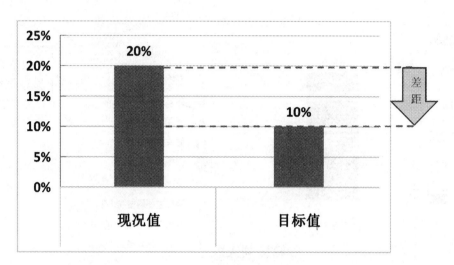

图 3-39　直方图制作步骤

（7）输入需要改善的率。

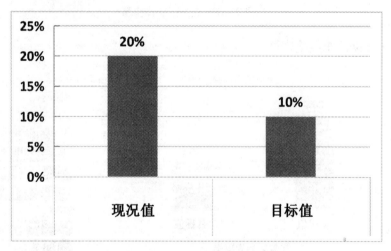

图 3-40　直方图制作步骤

降幅的计算公式：降幅 $=\dfrac{（现况值-目标值）}{现况值}\times100\%$

增幅的计算公式：降幅 $=\dfrac{（目标值-现况值）}{现况值}\times100\%$

3. 现场工作需要统计大的数据时，应用直方图的方法。步骤如下：

（1）收集数据（数据总数建议大于 50 个）：

①收集原始数据。

表3-3 数据收集表

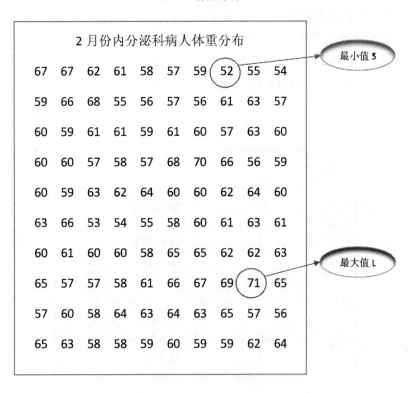

②决定组数，因数据为 100 个，所以组数决定为 10 组。

表3-4 数据整理

数据数 N	组数
50～100	6～10
100～250	7～20
250 以上	10～20

（2）标注出最大值和最小值依据公式，计算出全距 R 和组距 C。

①取出最大值（L）及最小值（S）　L=71　S=52

②计算全距 R　　R = L– S=71–52=19

③计算组距 C　　C= R/ 组数 =19/10=1.9

④C 以量测单位之整数倍为佳，故取 2

（3）决定每组之下限值及上限值。

第 1 组的下限值 = S–（量测单位）/2=52–（1/2）=51.5

第 1 组的上限值 = 下限值 + 组距 =51.5+2=53.5

表 3–5　数据分层

1	51.5~53.5
2	53.5~55.5
3	55.5~57.5
4	57.5~59.5
5	59.5~61.5
6	61.5~63.5
7	63.5~65.5
8	65.5~67.5
9	67.5~69.5
10	69.5~71.5

提示：为避免出现数据值与组的界限值重合而造成频数计算困难，组的界限值单位应取最小测量单位的 1/2，本例最小测量单位为 1 公斤，界限值应取 0.5。分组时应把数据表中的最大值和最小值包括在内。

（4）制作次数分配表，统计各组频数 f。

表 3-6　数据分层整理

1	51.5~53.5	II	2
2	53.5~55.5	IIIII	5
3	55.5~57.5	IIIII IIIII IIII	14
4	57.5~59.5	IIIII IIIII IIIII II	17
5	59.5~61.5	IIIII IIIII IIIII IIIII IIII	24
6	61.5~63.5	IIIII IIIII IIIII	15
7	63.5~65.5	IIIII IIIII I	11
8	65.5~67.5	IIIII II	7
9	67.5~69.5	III	3
10	69.5~71.5	II	2

提示：将100个数值对应每组上下限使用划"I"或"正字计数法"对号入座地列入相应的组中，统计各组频数 f。

（5）点击"插入"选择"柱状图"按提示完成下图。

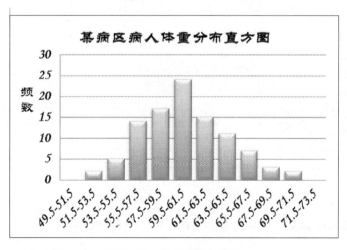

图 3-41　直方图制作步骤

提示：将频数分配表输入 Excel 中，制作柱状图。

57

（6）点击"柱子"在"设置数据系列格式"中将"分类间距"调整为"0"，点击"确定"。

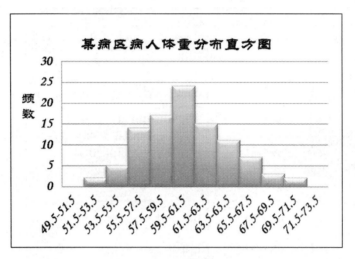

图 3-42　直方图制作步骤

（7）修饰，制作出标准的直方图。

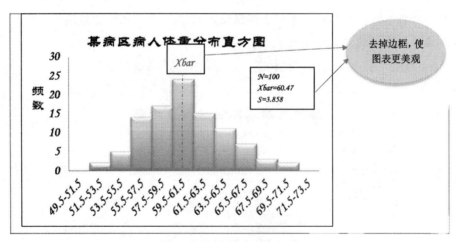

图 3-43　直方图制作步骤

提示：插入所需要的相关数据，去掉边框，使图表更美观。

举例

①错误分析：平均值不应放在分类项目中。

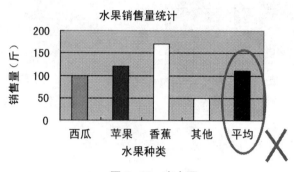

图3-44　直方图

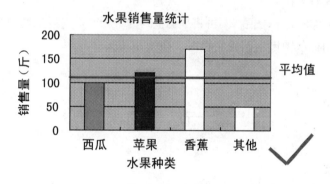

图3-45　直方图

②错误分析：不同的统计项目不可用同一个直方图体现。

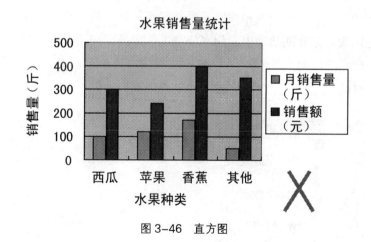

图3-46　直方图

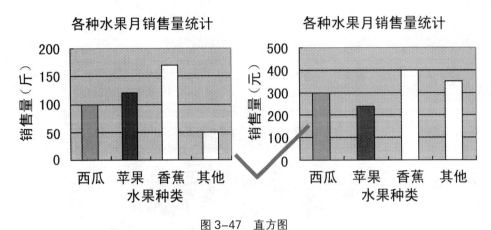

图 3-47 直方图

三、注意事项

1.纵坐标要有单位。

2.如需考虑整体的平均值，不可将平均值列为一项，而应以平均线的形式体现。

3.当需要用柱状图展示两种特性时，应使用两张柱状图。

第十节 雷达图

一、概述

1.定义

雷达图（Radar Chart）是由中心点画出数条代表分类项目的雷达状直线，以长度代表数量的大小，又称为戴布拉图、蜘蛛网图。是专门用来进行多指标体系比较分析的专业图表。品管圈活动中常用来检查工作成效，使用者能一目了然的了解组织的优势和弱点的强度。

2.应用时机

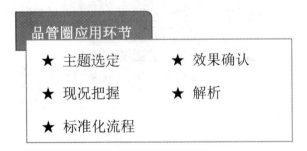

二、应用步骤

1. 计算比较对象（此案例比较对象为平均值）

表 3-7 无形成果评价表

编号	评价项目	活动前		活动后		活动成长	趋势
		合计	平均	合计	平均		
1	解决问题的能力	24	2.4	36	3.6	1.2	↑
2	责任心	32	3.2	44	4.4	1.2	↑
3	沟通协调能力	26	2.6	2	4.4	1.8	↑
4	自信心	18	1.8	36	3.6	1.8	↑
5	团队精神	20	2.0	40	4.0	2	↑
6	积极性	18	1.8	38	3.8	2	↑
7	品管手法	16	1.6	24	2.4	0.8	↑
8	和谐度	18	1.8	36	3.6	1.8	↑
由 10 名圈员参与评分，每项以 5、3、1 打分							

2. 在 Excel 表格中输入并选中所需数据区域

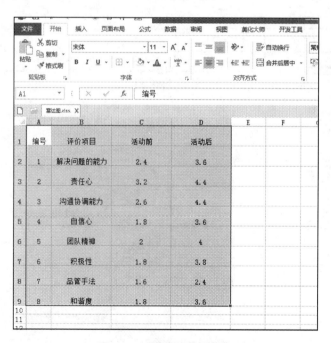

图 3-48 雷达图数据收集

3. 点击"插入 → 雷达图（带数据标记的雷达图）"

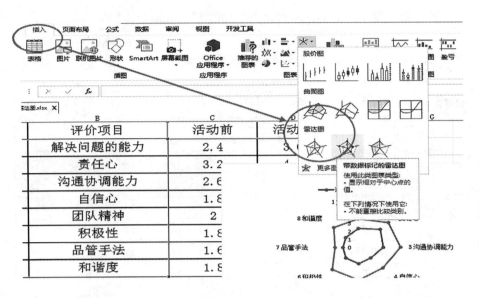

图 3-49 雷达图操作步骤

4. 录入图表标题，"效果确认——无形成果"

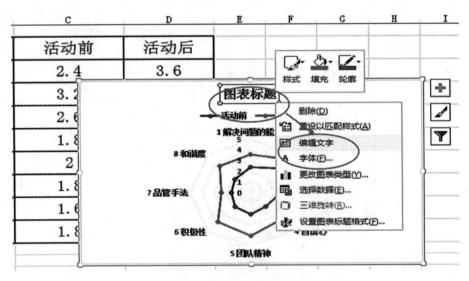

图 3-50 雷达图操作步骤

5. 右键点开网格线→设置主要网格线格式→实线，根据需要进行设置

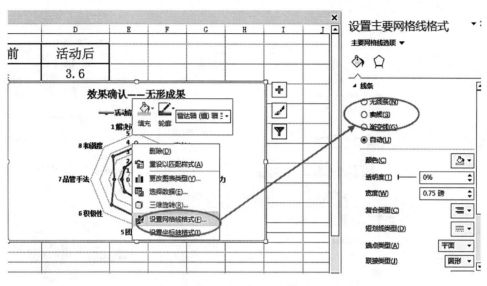

图 3-51　雷达图操作步骤

6. 双击坐标轴→设置坐标轴格式→坐标轴选项→边界，单位。根据需要进行设置

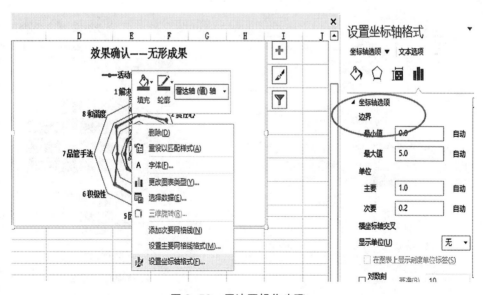

图 3-52　雷达图操作步骤

7.设置坐标轴，根据要求进行设置

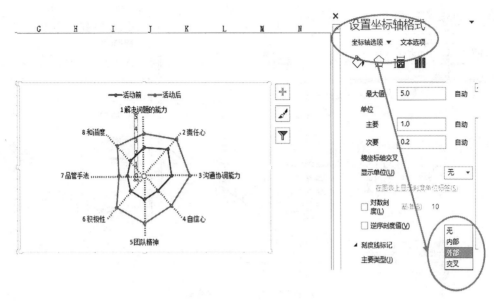

图 3-53　雷达图操作步骤

8.设置颜色，根据要求进行设置

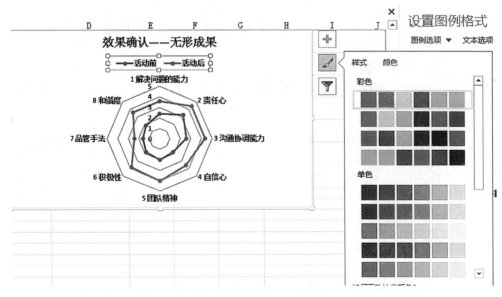

图 3-54　雷达图操作步骤

三、注意事项

1.Excel 表格中输入的数据应为比较对象。

2.雷达图结果体现，计算指标对比值，注意有些指标为正向关系，即对比值越大表示结果越好；有些指标为负向关系，对比值越大，则表示结果越差。

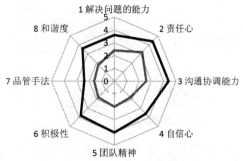

图 3-55　雷达图示意图

第十一节　查检表

一、概述

1.定义

查检表(Check List、Check Sheet)是一种用简单方式将问题查检出来的表格或图，用来记录事实和分析事实的统计表。

2.作用

（1）查检表是质量管理中最简单也是使用最多的管理工具，用来协助数据的收集。

（2）查检表通过选用简单的符号和数字记录，对收集的数据进一步统计整理、分析判断或作为核对、检查之用。

（3）一个查检表可检查多种项目。

（4）查检表是一个客观的事实依据。

（5）记录完毕后，整体形态清晰明确。

（6）能迅速把握问题所在。

3.分类

（1）点检用查检表。

用于调查工作中的情形，以防止工作中的疏漏。

举例

表3-8 治疗室冰箱保养查检表

登记日期 日保养查检表	3月 1日	3月 2日	3月 3日	3月 4日	3月 5日	3月 6日	3月 7日
冷藏室温度	○	X	○	○	○	○	○
冷藏室清洁	○	○	○	○	○	○	○
检查冷冻室有无霜	○	○	X	○	○	○	○
检查冰箱内物品	○	○	○	○	X	X	○
冰箱内物品的整理	○	○	○	○	○	○	○
合　计							
备注：○代表检查并登记，　X代表未检查							

（2）记录用查检表。

用于记录不良项目及造成的原因，工作失误、质量好坏等。

举例

> 6月23日～7月6日住院糖尿病患者292列，其中低血糖发生次数统计如表3-9。

表3-9 内分泌科糖尿病患者发生低血糖查检表

项目 时间	饮食				运动				口服药物						使用胰岛素笔					胰岛素泵		其它			
				饮食宣教												针头使用							合并症		
	进餐量减少	空腹B超	空腹饮酒	饮食结构不合理	未按药物时间进餐	宜教不到位	运动过量	空腹运动	运动时间过长	运动强度大	药物作用高峰值进餐	口服非正规降糖药物	磺脲类联合胰岛素	非磺脲类促泌剂剂量大	α-糖苷酶抑制剂剂量大	双胍类药物剂量大	胰岛素增敏剂过量	联合胰岛素治疗不规范	患者自行注射胰岛素	注射部位不正确	针头长	针头重复使用	笔与笔芯不匹配	预混胰岛素未摇匀	注射胰岛素后未进食	自行调节剂量	治疗模式错误	延时进餐	消化道症状	胃轻瘫	胃部分切除术	合并肾功能不全	操作错误

注：本查检表为日查检表，有低血糖的患者请及时登记，并在背面详细登记，谢谢。

4. 收集整理的原则

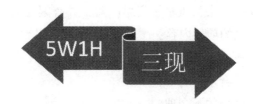

（1）5W1H 原则：

When ——时间

Where —— 地点

Who ——谁做

Why ——为什么要做

What ——需要做什么

How —— 怎么做的

（2）三现原则：

现场——要到问题发生的场所，把现场看成发生问题的根源

现物——现场的发生的问题有形有据，在哪里发生的，对什么造成了影响，都要加以确认

现状——根据事实和数据找出问题的根源

5. 应用时机

品管圈应用环节

★ 主题选定　　★效果确认

★ 现况把握　　★解析

★ 标准化流程

二、实施步骤

1. 明确制作查检表的目的

根据已选好的主题举例说明降低糖尿病患者低血糖的发生率。

目的：调查某一段时间内，所有住院糖尿病患者中发生低血糖的次数。

2.决定要查检的项目和所需要收集的数据

提问——有哪些原因会使糖尿病患者发生低血糖？

圈员们头脑风暴、集思广益，并查阅相关文献，之后依此列举出需要查检的项目内容：

A.不合理的饮食；

B.不合理的运动；

C.用药的不合理；

D.胰岛素笔注射不合理；

E.胰岛素泵使用不合理；

F.其他。

3.决定查检的时间、频次

根据需要查检的内容，事件发生的随机性确定查检的时间和频次。

（1）时间的选择：数小时、数天、几个月均可，但不能定的时间太长。要考虑到实际的效率和品管圈的进度。

（2）频次的选择：每天、每小时、每周均可。

举例

> 调查时间：2014.2.17 ～ 2014.3.31。
>
> 调查频次：每日监测血糖八次。

因为糖尿病患者发生低血糖的随机性很大，经指导员和品管圈会讨论决定，调查一个多月内分泌科住院患者中糖尿病患者发生低血糖的次数。每日调查并记录。

4.决定收集资料的方法

全科护士参与，品管圈人员具体记录，记录要遵循标准。

举例

> **明确标准，什么是低血糖？**
>
> 《中国2型糖尿病防治指南》指出：
>
> 非糖尿病患者血糖值 <2.8mmol/L。　糖尿病患者血糖值 ≤ 3.9mmol/L。

5.决定收集资料和记录的人员

圈员分工，告知同一科室或相关科室的工作人员，按活动计划表登记。

6. 制作查检表格式（图或表）

根据检查项目、查检条件绘制查检表。

表 3-10 内分泌科糖尿病患者发生低血糖次数查检表

项目 日期	2.17	2.18	2.19	2.20	2.21	合计
饮食不合理						
运动不合理						
使用胰岛素笔不规范						
口服药物不规范						
使用胰岛素泵不规范						
其他						
合计						

数据收集时间：2014 年 2 月 17 日至 3 月 31 日，共计六周，表中只列出了其中的 5 日。
数据收集地点：内分泌科病房。
查检人员：内分泌科全体医护人员。
符号标记：以画"正"字形式记录在查检表上。

7. 规范查检的记录方式

查阅相关文献，通过品管圈会议，统一每一位记录者的记录方式及方法，确保记录的有效性和一致性。

尽可能使用"正、+++、○、△"，或用数字记录。

8. 整理资料——对收集的资料进行统计、整理、分析

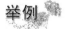
举例

收集了 2014 年 2 月 17 日～3 月 31 日内分泌科糖尿病患者发生低血糖次数的查检数据，现将结果统计如下：

表 3-11 查检汇总表

开始时间	结束时间	项目						
		饮食	运动	使用胰岛素笔	口服药物	使用胰岛素泵	其他	合计
2 月 17 日	3 月 31 日	18	16	12	4	2	2	54
合计（次/周）		3	2.7	2	0.7	0.3	0.3	9
累计百分比（%）		33.33	62.96	85.19	92.59	96.30	100	

错例

①**错误分析：**查检项目未表述清楚。

表3-12 提高产妇剖宫产术后健康教育的知晓率

项目	缺失分数	百分比	累计百分比
新生儿护理知识	359	39.89%	39.89%
饮食	270	30.00%	69.89%
母乳喂养知识	100	11.11%	81.00%
运动	82	9.11%	90.11%
新生儿疾病筛查	60	6.67%	96.78%
疫苗接种	29	3.22%	100.00%
合计	900	100.00%	

②**错误分析：**查检的项目写成了原因。

表3-13 缩短患者办理出院手续时间查检表

原因	影响时间	百分比	累计百分比
护士处理医嘱计费时间过长	45.372	27.26%	27.26%
患者出院当日输液	43.304	26.02%	53.28%
患者等待	43	25.83%	79.11%
结账	18.961	11.39%	90.50%
其他	14.049	8.44%	98.95%
患者等待取药	1.314	0.79%	99.74%
结账未标志出院	0.441	0.26%	100%

③**错误分析：**其他一项未列在最后。

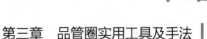

表 3-14 缩短患者办理出院手续时间查检表

原因	影响时间	百分比	累计百分比
护士处理医嘱计费时间过长	45.372	27.26%	27.26%
患者出院当日输液	43.304	26.02%	53.28%
患者等待	43	25.83%	79.11%
结账	18.961	11.39%	90.50%
其他	14.049	8.44%	98.95%
患者等待取药	1.314	0.79%	99.74%
结账未标志出院	0.441	0.26%	100%

三、注意事项

1. 查检表的标题要明确。

2. 查检地点要明确。如医院，地点太大太空。要具体的地点，如泌尿外科门诊，内分泌科病房。

3. 需要查检的项目不宜过多，一般以 4 ~ 6 项为宜，清楚地表述，注意考虑到层别。

4. 设计查检表时要预留一定的空项，以便实际查检中增加项目。

5. 明确查检的责任人。

6. 明确查检的意义，查检结果的真实性与准确性。

7. 按要求记录，必须加入"其他"项，确保查检表无遗漏。

8. 查检时要避免查检人员的主观意愿。

9. 查检的数据如有偏差，应及时找寻原因，并采取适当的措施。

10. 查检表格无固定的标准格式，但力求设计清楚、完整、易于使用。

第十二节 对策拟定表

一、概述

1. 定义

对策拟定表又叫措施计划表，是针对对策评价后的最佳对策方案，提出达到本次活动目标的具体措施计划。

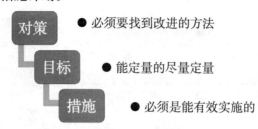

- 对策 ● 必须要找到改进的方法
- 目标 ● 能定量的尽量定量
- 措施 ● 必须是能有效实施的

2. 应用时机

品管圈应用环节

★对策拟定——应用于制定对策计划

3. 制表原则

按照"5W1H"原则制定：

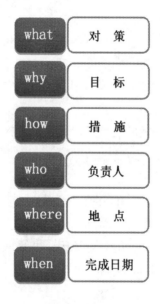

what	对　策
why	目　标
how	措　施
who	负责人
where	地　点
when	完成日期

表 3-15　对策拟定表表头

what	why	how	who	评价				选定	when	where
问题	原因分析	对策方案	负责人	重要性	可行性	圈能力	总分		实施日期	地点

二、应用步骤

1. 对策拟定与分析	利用头脑风暴法针对真因思考改善对策。
2. 对策评价与筛选	按"80/20"原则评价与筛选对策。
3. 对策整合与排序	将内容相近的对策进行整合、排序。
4. 对策实施计划讨论	拟定对策实施的顺序及时间，进行圈员的工作分配。

表3-16 降低糖尿病患者低血糖发生率对策

问题	原因分析		对策方案	评价				选定	实施时间	负责人	地点	对策编号
	原因	说明		重要性	可行性	圈能力	总分					
饮食方面	饮食结构不合理	患者对糖尿病饮食治疗不重视	1. 指导患者改变不良饮食习惯	38	44	14	96					
			2. 与营养师共同制定个体化饮食方案	30	24	24	78					
			3. 请营养师每周进行糖尿病饮食专题讲座	42	30	48	128	★	5.19-6.1	苏	内分泌病房	对策二
	饮食宣教不到位	护士未对患者进行强化教育	1. 注射胰岛素前，护士根据餐前血糖情况确定餐量	30	38	24	92					
			2. 责任护士用标准化的餐具或手掌法则教会患者如何确定饮食量	42	46	48	136	★	5.19-6.1	苏	内分泌病房	对策二
	空腹B超等待时间长	1.患者延时进餐时间长 2.病人有低血糖先兆时，应急措施不到位	1. 提前预约，告知患者检查的时间	46	42	44	132	★	5.19-6.1	苏	内分泌病房	对策二
			2. 与B超室协商，为我科室病人留前6个号减少患者等待时间及延时餐时间	12	24	24	60					
			3. 嘱患者检查时自备含糖食物	12	30	24	66					
			4. 对陪检员进行规范化培训	50	44	38	132	★	6.2-6.22	兰		对策三
			5. 空腹等待时间过长，暂停胰岛素泵	24	30	38	88					

错例

（1）统一发药时间。

（2）加强临时用药安全培训。

表3-17中的两条，没有具体到时间点，表述模糊，没有针对性，无法具体实施，不严谨。

表 3-17 对策表案例

问题	原因分析		对策方案
	真因	说明	
患者不在病房	护士责任心不强	对患者外出状态不了解	加强宣教，患者外出请假，责护心中有数
			外出患者专用药盒
			对外出患者进行信息系统追踪
	与陪检人员交接不到位	未严密交接	严格与陪检人员进行患者外出与回房交接
制度不完善	发药不统一	各责护发药方式不统一，夜班护士易混乱	统一发药时间与发药工具 ✗
	流程简陋	不符合科室特点	制定科室的特色发药流程
	无查检表	无查件工具	制定口服药及汤药查检表与交接表
科室培训不到位	护士药物安全意识浅薄	主要为新护士	定期培训药物相关知识，遇新药及时更新用药手册
	实习生发药错误	实习生带教不严密	加强带教，放手不放眼
	特殊病人用药自带药与临时用药无统一标准		统一管理自带药
			加强临时用药安全培训 ✗

三、注意事项

1. 原因项目应为最后确认的要因。

2. 当地点为同一地点时，地点这项可以不在表格中体现。

3. 选出适合执行的对策。可以是几条，并非是一个问题只有一个对策。

4. 对策应确切，针对性强，并且是具体可以实施的。

5. 尽量发挥团队的力量。

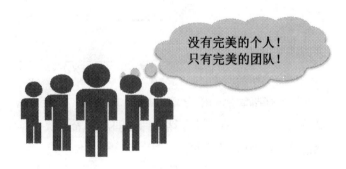

没有完美的个人！
只有完美的团队！

第十三节　对策实施计划表

一、概述

1. 对策实施记录表

叙述时语言要精练，重点要突出，要以图、表、数据为主，配以少量的文字说明，做到标题化、图表化、数据化，防止文字过多，长篇大论。

2. 应用时机

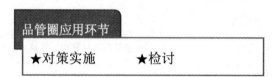

品管圈应用环节

★对策实施　　★检讨

二、应用步骤

1. P—对策内容：说明改善前的状况，并说明如何工作，将对策内容具体化。

D—对策实施：说明对策执行负责人、执行日期、执行过程、对策详细实施过程。

C—效果确认：实施结果并做出效果说明，效果尽量以数据或图标表示。针对每一个对策做出效果确认。

A—对策处置：达到目标，对策实施效果良好并有持续的效应，并列入标准化。未达目标，则需修正做法或另行拟定对策。

2. 书写格式：

表 3-18　对策拟定表

对 策 实 施 表		
对策n	对策名称：	
	主要原因：why	
改善前：	对策实施：	
改善对象（what）	who 负责人	
实施步骤（how）	when　实施时间	
	where 实施地点	
对策内容　**P**	**D**　对策实施	
对策处置　**A**	**C**　效果确认	
对策处置：	对策效果确认：	
1. 达目标继续实施或列入标准	1. 对策执行结果	
2. 未达目标再对策	2. 列问题点改善效果	

表 3-19 对策拟定表案例

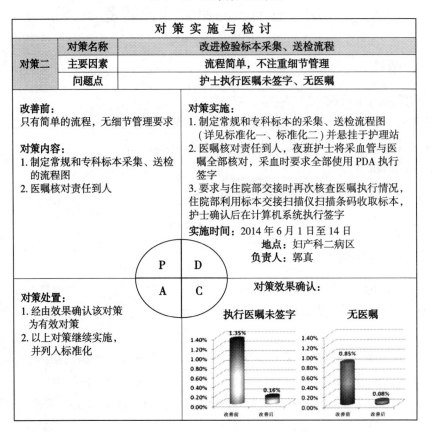

三、注意事项

1. 严格按照对策表中的对策逐条实施。

2. 每条对策在实施完成后要立即确认其效果。

第十四节 分层法

一、概述

1. 定义

分层法（Stratification）又叫分类法，分组法。它是按照一定的标志，把搜集到的大量有关某一特定主题的统计数据，按照不同的目的、特征加以归类、整理和汇总的一种方法。

2. 目的

把杂乱无章和错综复杂的数据加以归类、汇总，使之能准确地反映客观事实。

3. 分层的类别

（1）人员：可按年龄、层级、性别、岗位等分层。

（2）材料：可按产地、批号、厂家、规格等分层。

（3）方法：按不同的操作参数、操作方法、操作时间分层。

（4）时间：可按各班次、正常工作时间、薄弱时间段等分层。

（5）环境：可按无菌条件、光线、温度、湿度等分层。

（6）其他：使用条件、工作缺陷、缺陷内容等分层。

4. 应用时机

品管圈应用环节

★ 解析   ★ 主题选定

★ 现况把握   ★ 效果确认

★ 检讨与改进

二、实施步骤

1. 收集数据（可应用查检表）。

2. 将采集到的数据根据不同的目的按照分层原则选择分层类别。

3. 将数据按选定的分层类别进行分层。

4. 将数据按层进行分类。

5. 根据分类结果画分层归类图表。

6. 根据归类图或表寻找规律，发现问题。

举例

统计某医院 2015.3.1 ~ 3.20 急诊科一日治疗中心静脉穿刺失败率。静脉穿刺总例数 300 次，失败次数 50 次。

表 3-20　按操作者的护理层级分层

护士层级	失败次数	累计失败率
N0	30	60%
N1	14	88%
N2	5	98%
N3	1	100%
合计	50	

（1）结论：根据"80/20"法则可以得出 N0、N1 为重点改善对象。

表 3-21　按班次分层

班次	失败次数	累计失败率
夜班	28	56%
下午班	19	94%
早班	3	100%
合计	50	

（2）结论：根据"80/20"法则可以得出夜班为重点改善对象。

表 3-22　按护士搭班分层

护理组别	失败次数	失败率
1组	25	50%
2组	16	82%
3组	3	88%
4组	3	96%
5组	2	100%
合计	50	

（3）结论：根据"80/20"法则可以得 1 组、2 组为重点改善对象。

对上述案例：某医院急诊科 2015.3.1 ~ 3.20 期间 50 名各层级护士静脉穿刺失败不同情况进行分层分析：

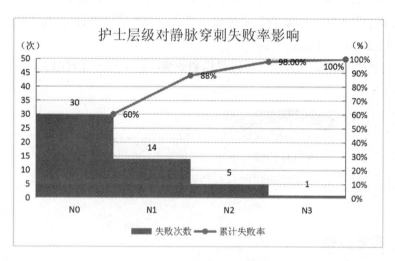

图 3-56　改善前柏拉图

分析：由柏拉图分析，并根据 80/20 法则可以得出 N0、N1 为重点改善对象。

三、注意事项

1. 层别角度的选择依目的并配合专业知识考虑。
2. 同一层次内的数据波动幅度尽可能小。
3. 层与层之间的差别尽可能大。
4. 层别勿将两个类别的内容包含于同一类别中。
5. 层别后应进行分析、比较各条件是否有差异性。

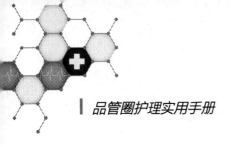

第十五节　水平对比法

一、概述

1.定义

水平对比法（Bench Making）也称"标杆管理"，是将过程、产品、服务质量同公认的处于领先地位的竞争者的过程、产品和服务质量进行比较，以寻找自身质量改进的机会，有助于认清目标。

水平对比在确定质量方针、质量目标和质量改进中都十分有用。

2.应用时机

> **品管圈应用环节**
>
> ★目标设定
>
> 　质量改进的目标值设定同样可以使用。

二、实施步骤

1.确定对比项目

> 改进项目——某院消化科药物外渗率
>
> 现况调查——3～6月输液总例数：3594例
>
> 药物外渗发生共计：189例
>
> 药物外渗发生率=189/3594=5.2%

2.确定对比对象

对比对象——可以是直接的竞争对手，如搜集同级别他院消化内科液体外渗率作为对比，其有关项目、指标需是公认的领先水平的组织。

方法：参考权威杂志相关论文，同标杆医院对比。

3. 收集资料

> **参考水平对比数据来源**——广州市红十字医院消化内科关于高危药物静脉输注外渗发生率的相关研究。
>
> **参考文献：**【王幼芳，萧翠萍，王芳.QCC 对降低住院患者高危药物静脉输液外渗发生率的影响 [J]. 齐鲁护理杂志，2013，19(24):130–132.】
>
> **信息：**通过改进后液体外渗发生率为 1.7%

4. 归纳、整理和分析资料

可以认为我们也能努力到标杆值：

> 改善能力 =（现况值 − 标杆值）/ 现况值
> =（5.2–1.7）/5.2=67.31%

5. 进行对比

与确定的对比对象就对比项目有关质量指标进行对比，发现自身的不足，以及自己应做的质量改进的内容，便于有针对性地制定和实施改进计划。

改进重点——我科设定改进重点（与柏拉图相结合找到）为 100%，解决关于氯化钾、氨基酸、高糖、脂肪乳四种外渗发生的全部情况。

> 目标值计算方法：
> 目标值 = 现况值 − 现况值 × 改善重点 × 改善能力
> = 5.2%–5.2%*100%*67.31%=1.70%

三、注意事项

1. 改进能力 ≠ 圈能力。
2. 目标值如果是权威的文献，必须表明文献的出处。

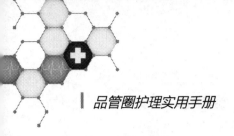

第十六节　推移图

一、概述

1. 定义

推移图（Transition Diagram）也叫时间序列图，是以时间为横轴，变量为纵轴的一种图，将设定工作推动的项目，结合设定的指标而将实际变量绘制在图上，以便观察实际的成果与设定指标的差距。推移图主要目的是观察变量是否随时间变化而呈某种趋势。

2. 应用时机

解析各环节：

（1）现况把握：掌握有无突发性不良发生，以了解有无管理上的问题；稳定后可用于与目标间的差距，以便寻找改善重点。

（2）解析：按照特性与特性（或特性与要因，或要因与要因）分别画推移图，可了解两者间是否有对应的倾向变动。

（3）对策实施与检讨：可判断所下对策是否有效及效果有无维持。

（4）效果确认：可按照时间段，划分改善前、中、后并画出各段平均线，进行改善结果的确认。

品管圈应用环节

★ 现况把握

★ 解析

★ 对策实施与检讨

★ 效果确认

二、应用步骤：

下面以某院 2008 年～2014 年抗菌药物使用率变化趋势为例制作推移图。

1. 明确问题，并在 Excel 中录入所需数据

2008年-2014年抗菌药物使用率变化趋势	
年份	使用率（%）
2008	44.2
2009	40.1
2010	27.4
2011	18.2
2012	19
2013	18.5
2014	18

图 3-57　推移图步骤

2. 选中所需数据，并转换为折线图

2008年-2014年抗菌药物使用率变化趋势	
年份	使用率（%）
2008	44.2
2009	40.1
2010	27.4
2011	18.2
2012	19
2013	18.5
2014	18

图 3-58　推移图步骤

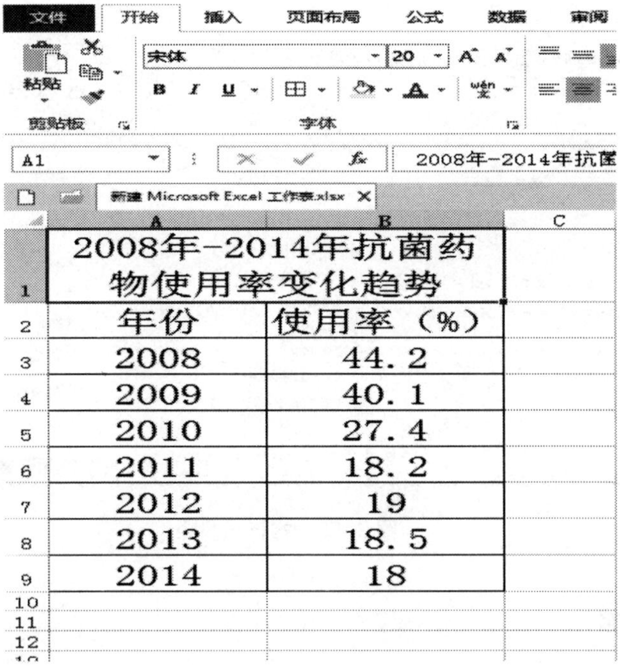

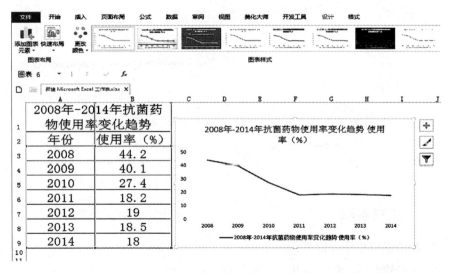

3.调整坐标轴格式

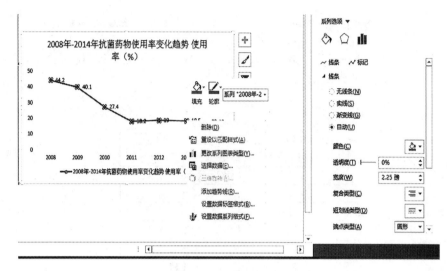

图 3-59　推移图步骤

4.完成推移图

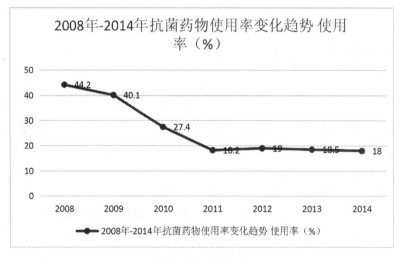

图 3-60　推移图

三、注意事项

1.数据点应相连，以方便使用和解释。

2.涵盖的时间和衡量的单位，应该详细标明。

3.数据应按照被搜集时的状况，保持一定的顺序。

4.推移图的分析重点：造成过程数据呈现连续向上或向下趋势改变的原因；造成过程突然的改变与跳动现象的原因；数据点显示出一个波状或是周期性的高低点特殊原因分析。

第十七节　饼分图

一、概述

1.定义
饼分图也叫圆形图，它是把数据的构成按比例用圆的扇形面积来表示的图形。

2.应用时机

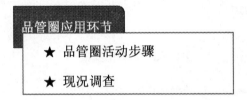

品管圈应用环节

★ 品管圈活动步骤

★ 现况调查

二、应用步骤

1.在 2013 Excel 表格中输入并选中数据

图 3-61　饼分图步骤

2. 点击插入→饼分图→选择所需饼分图

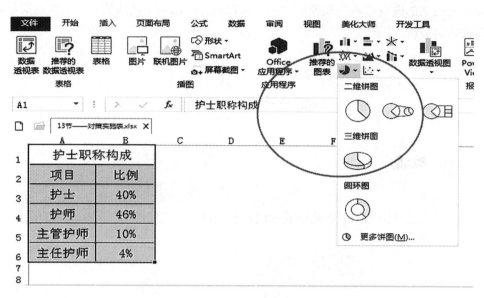

图 3-62　饼分图步骤

3. 点击图表，点工具栏里的设计，根据需要添加数据标签修改图表样式

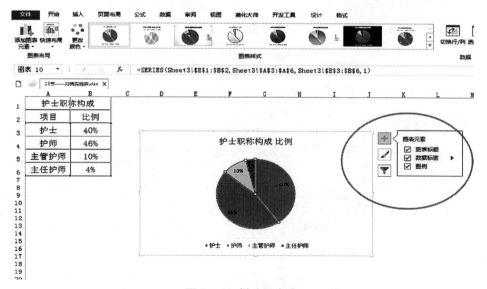

图 3-63　饼分图步骤

4. 图表完成

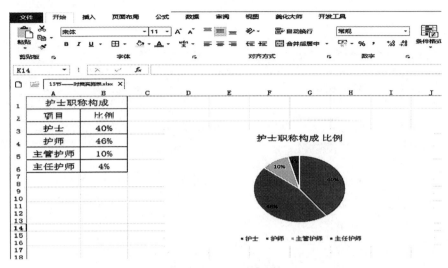

图 3-64　饼分图步骤

三、注意事项

1. 饼分图与排列图不能混用

表 3-23　饼分图与排列图的区别

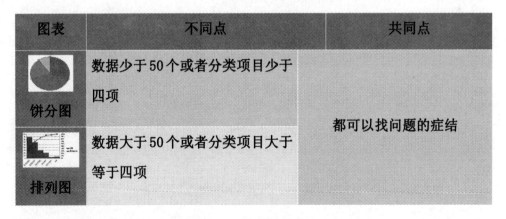

图表	不同点	共同点
饼分图	数据少于50个或者分类项目少于四项	都可以找问题的症结
排列图	数据大于50个或者分类项目大于等于四项	

2. 数据的构成：不一定是问题，任何数据都可以

第四章 品管圈活动步骤及实践

第一节 主题选定

主题选定是启动品管圈活动的第一个环节。一般情况下，品管圈小组建后，就要思考"我们要做什么，大家一起来改善什么？"即为主题选定。

在主题选定前，必须发掘现场问题，再进行剖析。

步骤实施方法

表 4-1 主题选定步骤

选 题 步 骤	品 管 圈 手 法
1. 列举问题点	头脑风暴法
2. 对问题加以讨论	亲和图
3. 叙述主题	
4. 选定主题	评价表，优先次序矩阵
5. 衡量指标	
6. 选题理由	

一、列举问题点

1. 具备问题意识

所谓"问题"，即是现状（现有水准）与应有状态或目标间的差距。当现状与期望发生了差距，便产生了问题。

偏离常态

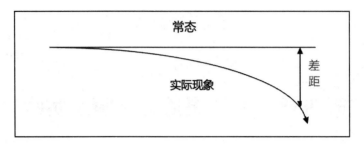

偏离目标

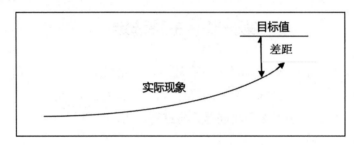

图 4-1　差距产生问题

2. 发现问题

（1）日常管理指标中发现（如护理监测指标、护理质控检查中发现的问题）。

（2）与同事、患者、患者家属的交谈、抱怨中发现。如抱怨耗时多的流程及环节，也可以通过不经意的话语"糟糕，又忘了"、"太没效率了"、"怎么重复这么多次"等来发现问题。

（3）从工作的结果或反省中发现，应该鼓励圈员养成随时随地记录问题点的习惯（如易引起安全隐患方面的问题）。

（4）从问卷调查和电话回访反馈中发现（如满意度低、患者的期望）。

表 4-2　发现主题的问题导向

问 题 导 向	指 标
工作人员抱怨最多的部分	1. 工作效率方面 2. 工作达标率方面 3. 工作质量部分 4. 横向沟通与配合度方面
患者和家属抱怨最多的部分	1. 服务效率方面 2. 环境方面 3. 服务或医疗质量方面

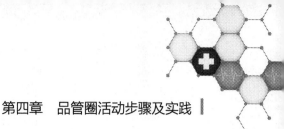

续表

问 题 导 向	指 标
经常困扰的问题	1. 工作耗时多 2. 差错事故多 3. 消耗资源（人力、物力、财力、时间） 4. 迟到多 5. 感到工作能力不足
工作人员的期盼	1. 工作人员的要求 2. 工作人员认为的质量 3. 哪项工作他们最满意，其他工作能否效仿实施。
患者和家属的期盼	1. 患者的喜好和习惯 2. 患者和家属期待的服务质量和标准
上级的要求	1. 医院目标管理的方向 2. 医疗、护理行标及政策 3. 日常管理 4. 本行业动态
我们要的工作环境	1. 合理满意的排班模式 2. 愉悦、舒适的工作环境 3. 良好的人际关系 4. 人员自我价值的实现 5. 有效率的时间管理

【列举问题点注意事项】

（1）圈员们列举问题时，可列举工作现场的问题点。

（2）开始阶段，圈员们问题意识不强，不容易找出现场的问题点时，可由圈长引导圈员思考，激发问题。

（3）列举问题时应大力倡导头脑风暴，在轻松愉快、延迟评判的氛围下集思广益、发挥集体智慧。

二、对问题加以讨论

收集到大量问题点后，可以用亲和图进行整理，即根据亲和性（相近性）进行归纳，把繁多的问题点集中在少数几个主题上，使问题明朗化，达成共识，便于后续的评价和选择。

1.圈员列举问题点

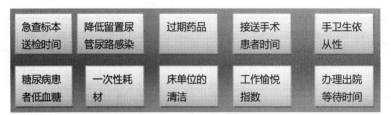

图 4-2　列举问题点

2.应用亲和图整理、归纳

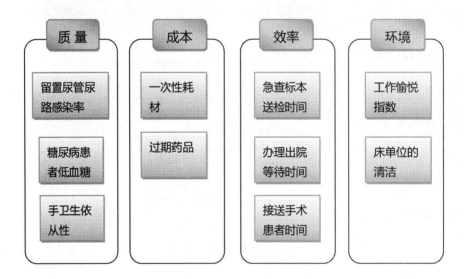

图 4-3　亲和图分类排列图

三、叙述主题

课题名称：课题报告内容的高度概括。名称设定要简洁、明确。

①动词 + ② 名词 + ③ 衡量指标

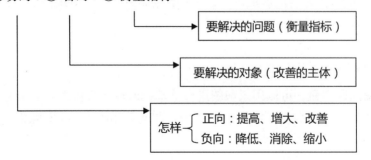

> 1.降低留置尿管患者尿路感染率。
> 2.降低糖尿病患者低血糖的发生率。

【叙述主题注意事项】

（1）衡量指标必须要能定量。

① 可测量的 (等候时间)。

② 可计数的（呼叫铃响铃频次）。

③ 可感知的（患者满意度）。

（2）主题名称切忌抽象化，如增加效益、改善质量。

四、选定主题

圈员们列出了 4 ~ 10 个问题点后，可以通过讨论，选出一个最合适的问题，作为本期的主题。主题选定的方法大致可以分成 5 种：

1. 评价法

第一步：个人主题评价表，每个圈员做评价。

表 4-3　圈员评价表

评价项目 主题	上级政策	可行性	迫切性	圈能力	总分	顺序	选定
主题一							
主题二							
主题三							
主题四							
主题五							

评分方法	分数	上级政策	可行性	迫切性	圈能力
	5	常常提醒	高度可行	分秒必争	能自行解决
	3	偶尔告知	可行	明天再说	需要一个部门配合
	1	没听说过	不可行	半年后再说	需要多个部门配合

（1）评分方法：优 5 分，一般 3 分，差 1 分。
（2）每一个圈员对每一主题、每一评价项目均要评价打分。
（3）"圈能力"是根据品管圈每一个成员就管理目标对自己的能力进行评估得出。

第二步：统计各圈员评价分数。

收集每一位圈员的打分的原始资料，统计，选择最高分。

表 4-4　一名圈员打分后的表格

主题 ＼ 评价项目	上级政策	可行性	迫切性	圈能力	总分
1. 降低尿标本采集不合格率	5	5	5	5	20
2. 提高床单位清洁率	5	5	1	5	16
3. 提高手卫生依从性合格率	3	5	3	3	14
4. 提高护士工作愉悦指数	1	3	3	1	8
5. 减少急查标本送检时间	5	5	5	3	18

表 4-5　全体圈员打分后汇总表

主题 ＼ 评价项目	上级政策	可行性	迫切性	圈能力	总分	顺序	选定
主题 1	20	35	36	40	131	2	
主题 2	30	45	42	45	162	1	★
主题 3	15	39	35	21	110	4	
主题 4	23	36	21	35	115	3	
主题 5	30	28	23	20	101	5	

2. 投票法

用赞成或反对的方式投票，以少数服从多数的原则决定活动主题，此法直接但主观性较大。因此，我们可以采取二次或多次投票法来达成共识，以弥补该法的缺陷。

举例

全体品管圈成员 10 人，列举出 10 个问题点，针对各个问题点先进行第一轮投票，选择票数多的问题点，淘汰票数较少的问题点。

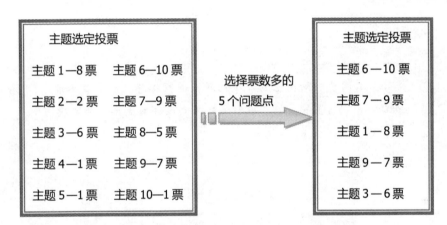

图 4-4　投票法

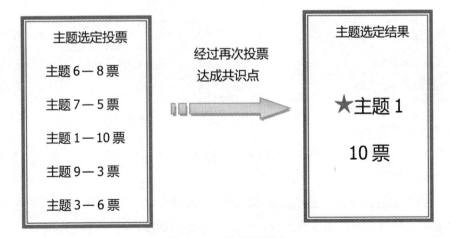

图 4-5　二次投票图示

3. 直接法

（1）根据目前的状况（数据）来选择最需要改善的项目或问题。

如：减少急查标本送检时间。

（2）目前公共卫生、医院管理领域的重要议题，或是迫切需要解决的问题。如临床路径、护理行标的落实。

4. 排序法

根据对被评估的问题进行比较，从而确定每一个主题的相对等级或名次。等级或名次可从优至劣或从劣至优排列。此法主要根据圈员的主观判断来评价主题。

每位圈员针对意见清单上列出的项目，以阿拉伯数字进行排序，数字越小者越重要，且数字不能重复，切记不能出现"0"。将每一成员所给的排序分数予以汇总，分数越少者越重要。

举例

7 名圈员针对提出的 4 个问题点进行排序，总分显示最少的分数为 10 分，即"糖尿病患者低血糖发生率"为本次选定的主题。见表 4-6。

表 4-6　排序法实例

圈员姓名 问题点	月月	欣欣	美美	婷婷	敏敏	浩浩	娜娜	合计
1. 护士工作愉悦指数	4	3	4	3	4	3	4	25
2. 留置尿管尿路感染率	3	1	2	4	3	4	2	19
3. 床单位清洁率	2	4	1	2	2	2	3	16
4. 糖尿病患者低血糖发生率	1	2	3	1	1	1	1	10

【选定主题注意事项】

（1）一个圈在一个活动期间选择一个主题即可，不要苛求在同一期间内同时解决数个问题点。

（2）主题的选定最好是经过全体圈员共同讨论决定，自己圈会讨论出来的主题，活动起来比较有乐趣，如遇到困难，可以请辅导员协助。

（3）选定主题时应及时了解上级方针、政策，两者决不可违背。主题选定无论如何必须经主管同意才可展开活动。

（4）在主题选择过程中，与患者相关的问题为先。

（5）如同一部门的数个圈，主题或许会相同也无妨，因为探讨的方向可能不同，对策也可能不同，此时可以联合讨论最适合的对策，也可以达到品管圈有形和无形的成果。

五、衡量指标

> 主题选定后，须对"衡量指标"进行具体的定义和说明。

降低糖尿病患者低血糖的发生率。

①主题释义清楚：低血糖

对于非糖尿病患者来说，低血糖的标准为 < 2.8mmol/L，而糖尿病患者只要血糖值 ≤ 3.9mmol/L，就属低血糖范畴。

②衡量指标的计算方法

$$低血糖的发生率 = \frac{发生低血糖的人数}{同期住院糖尿病病人总数} \times 100\%$$

【衡量指标注意事项】

（1）衡量指标需明确列出，形式有三种：

① 可以测量出来的，如患者排队办理出院时间。

② 可以"数"出来的，如手术室器件遗失件数。

③ 按"感觉"才能衡量出来的，建议以患者及家属感受为主，也可用于内部职工，如护士等。

（2）不建议以衡量自身的"知觉指标"为主题。

（3）要选择适当的衡量指标单位。

六、选题理由

说明主题选定的理由，可以从五个维度进行说明：

1.强调主题对于本圈和医院的重要性。

2.表达方式力求具体、确切。

3.指标能量化，尽可能以数据显示。

4. 全体圈员有兴趣参加。

5. 全体圈员能达成共识，且能通力合作。

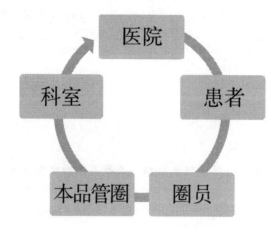

【选题理由注意事项】

选题理由切忌抽象、笼统、不具体，没有用数据找出现状和要求的差距，只是罗列几条空洞的口号。

第二节　活动计划拟定

计划拟定表对于管理品管圈活动具有至关重要的作用。

（1）品管圈开展活动强调目的性、规划性。

（2）贯穿于品管圈活动的整个过程，用以监控项目的进度。

（3）保障品管圈活动如期、顺利地进行。

制定有效的工作计划是职场达人拥有的良好习惯，也是工作中必备的工具。完善品管圈活动的管理，首先要从计划入手。计划是我们走向积极式工作的起点。

一、确定拟定活动计划书的方式

甘特图是最常用于医院品管圈活动计划拟定的 QCC 方法。

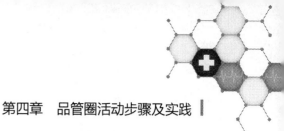

★ 如何计划?

★ 需要多长时间完成?

★ 由谁负责?

1. 通过小组讨论的方式列出活动计划。

2. 一般 0.5 ~ 1 周完成活动拟定计划表。

3. 指定圈员 1 ~ 2 人完成甘特图的绘制。

4. 甘特图的第一列表示活动步骤,第一行表示活动时间。

5. 第一步用 " ……………… " 表示每一个步骤计划完成的时间,每一个步骤实施结束后用 " ——— " 标注实际所用的时间。

表 4-7　活动计划表

步骤 \ 月份 周次	2014-02				2014-03				2014-04				2014-05					2014-06				2014-07				负责人	手法
	1周	2周	3周	4周	1周	2周	3周	4周	1周	2周	3周	4周	1周	2周	3周	4周	5周	1周	2周	3周	4周	1周	2周	3周	4周		
主题选定	---																										
活动计划拟定		---																									
现况把握			-	-	-																						
目标设定						---																					
解析								-	-																		
对策拟定										---																	
对策实施与检讨											-	-	-	-	-	-	-	-									
效果确认																			-	-							
标准化																						---					
检讨改进																							---				
成果发表																								-	-		

二、确定活动计划书的内容及顺序

按照品管圈活动的十大步骤来确定相应的活动计划拟定表,通常最后一步要加入成果发表。

品管圈活动不是一成不变的,有些品管活动会先进行现况调查,再做计划拟定,可以按照需要活动的步骤拟定计划。

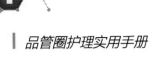

三、确定活动计划书的时间安排

按以下规则分配各个步骤的活动时间:

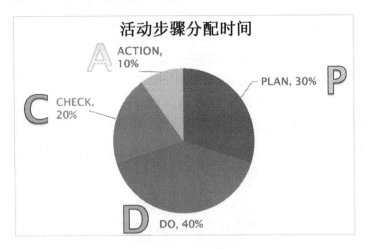

图 4-6 饼分图时间分配

（1）P——30%（从主题选定到对策拟定，第一步至第六步）。

（2）D——40%（对策实施与检讨，第七步）。

（3）C——20%（效果确认和标准化，第八、九步）。

（4）A——10%（检讨与改进，第十步）。

也可以根据实际活动情况、圈员工作经验、圈能力适当调整工作计划时间。若出现实施线与计划线不相符，比如提前或延期完成活动，各步骤负责人应准确记录两者的偏离，并要标注原因，以便及时检讨与改善。

四、确定人员的工作分配

根据圈员的能力、兴趣爱好，鼓励圈员积极报名当各个步骤的负责人。充分发挥每一个圈员的能力。圈员的任务分配及各个步骤的应用手法可以用 T 型矩阵图来计划。

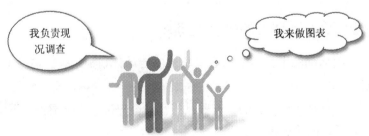

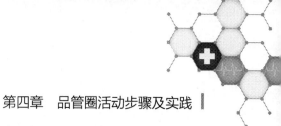

通过圈会，列出圈会的开会次数，根据计划表计划每个阶段的负责人及相关应用手法。

表4-8 矩阵图计划表

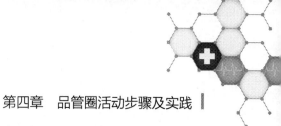

(T型矩阵图)

五、绘制计划书

制定标准的计划拟定表

图4-7 品管圈活动计划表——甘特图

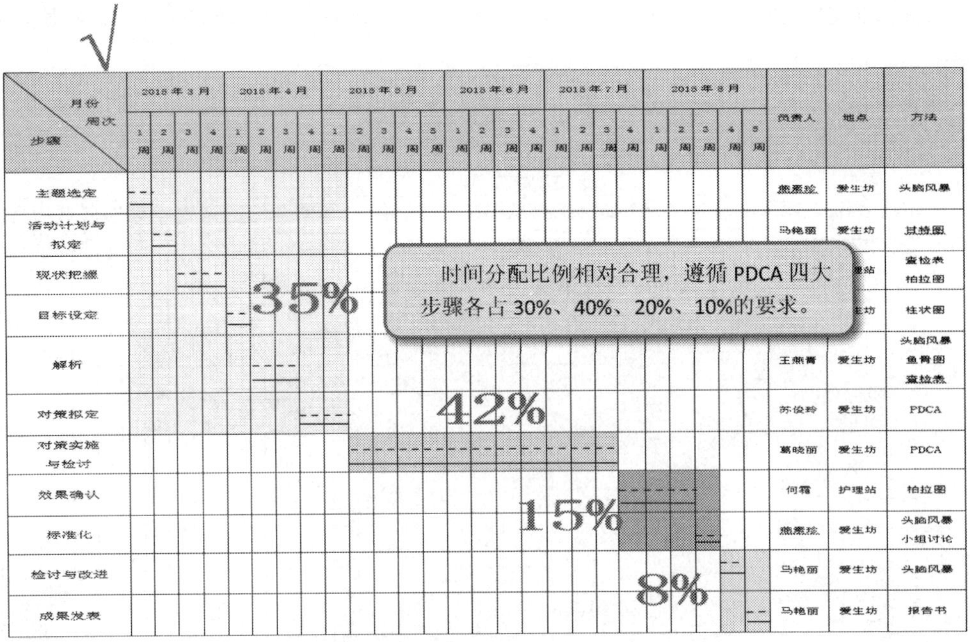

Figure 4-8 Gantt chart with annotation: "时间分配比例相对合理，遵循 PDCA 四大步骤各占 30%、40%、20%、10% 的要求。" Percentages shown: 35%, 42%, 15%, 8%.

步骤 \ 月份周次	2018年3月				2018年4月				2018年5月					2018年6月				2018年7月				2018年8月					负责人	地点	方法
	1周	2周	3周	4周	1周	2周	3周	4周	1周	2周	3周	4周	5周	1周	2周	3周	4周	1周	2周	3周	4周	1周	2周	3周	4周	5周			
主题选定	--																										熊素珍	爱生坊	头脑风暴
活动计划与拟定		--																									马艳丽	爱生坊	甘特图
现状把握			---																								邹婕	护理站	查检表柏拉图
目标设定				--																									柱状图
解析					---																						王燕菁	爱生坊	头脑风暴鱼骨图查检表
对策拟定						---																					陈俊玲	爱生坊	PDCA
对策实施与检讨							---	---	---	---																	葛晓丽	爱生坊	PDCA
效果确认													---	---													何霜	护理站	柏拉图
标准化																---											熊素珍	爱生坊	头脑风暴小组讨论
检讨与改进																		---									马艳丽	爱生坊	头脑风暴
成果发表																			---								马艳丽	爱生坊	报告书

图 4-8　活动计划表——甘特图

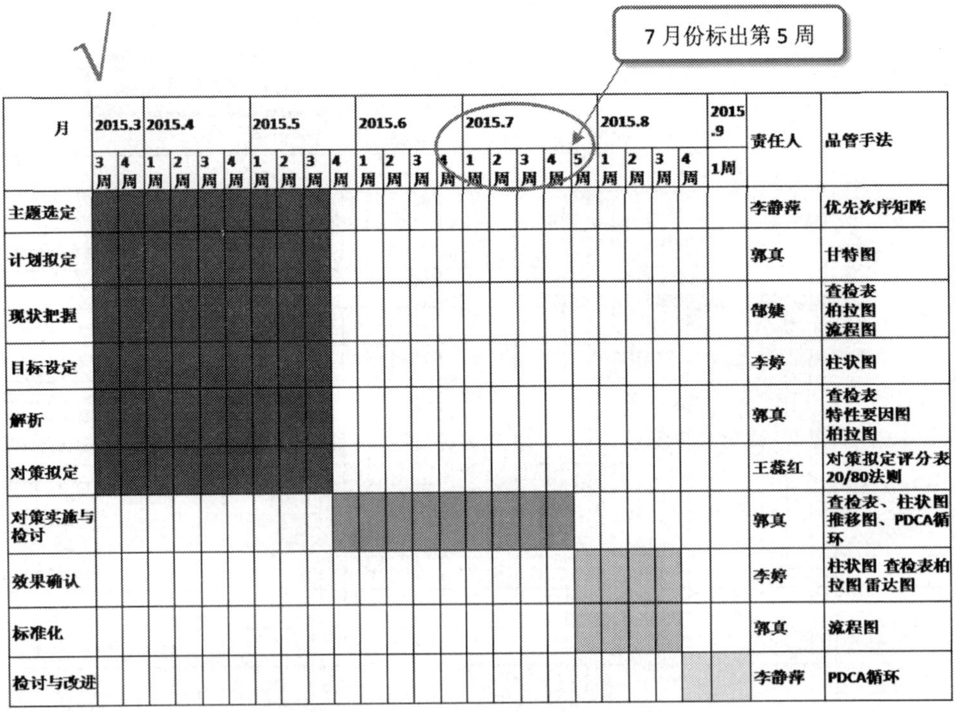

Annotation: "7月份标出第5周"

图 4-9　活动计划表——甘特图

月	2015.3		2015.4				2015.5				2015.6				2015.7					2015.8				2015.9	责任人	品管手法
	3周	4周	1周	2周	3周	4周	1周	2周	3周	4周	1周	2周	3周	4周	1周	2周	3周	4周	5周	1周	2周	3周	4周	1周		
主题选定	■	■	■																						李静萍	优先次序矩阵
计划拟定	■	■	■	■																					郭真	甘特图
现状把握	■	■	■	■	■																				邹婕	查检表柏拉图流程图
目标设定	■	■	■	■	■																				李婷	柱状图
解析	■	■	■	■	■	■																			郭真	查检表特性要因图柏拉图
对策拟定	■	■	■	■	■	■																			王蕊红	对策拟定评分表20/80法则
对策实施与检讨						■	■	■	■	■	■	■	■	■											郭真	查检表、柱状图推移图、PDCA循环
效果确认															■	■	■	■	■						李婷	柱状图 查检表柏拉图雷达图
标准化																				■	■	■			郭真	流程图
检讨与改进																							■	■	李静萍	PDCA循环

图 4-9　活动计划表——甘特图

品管圈护理实用手册

102

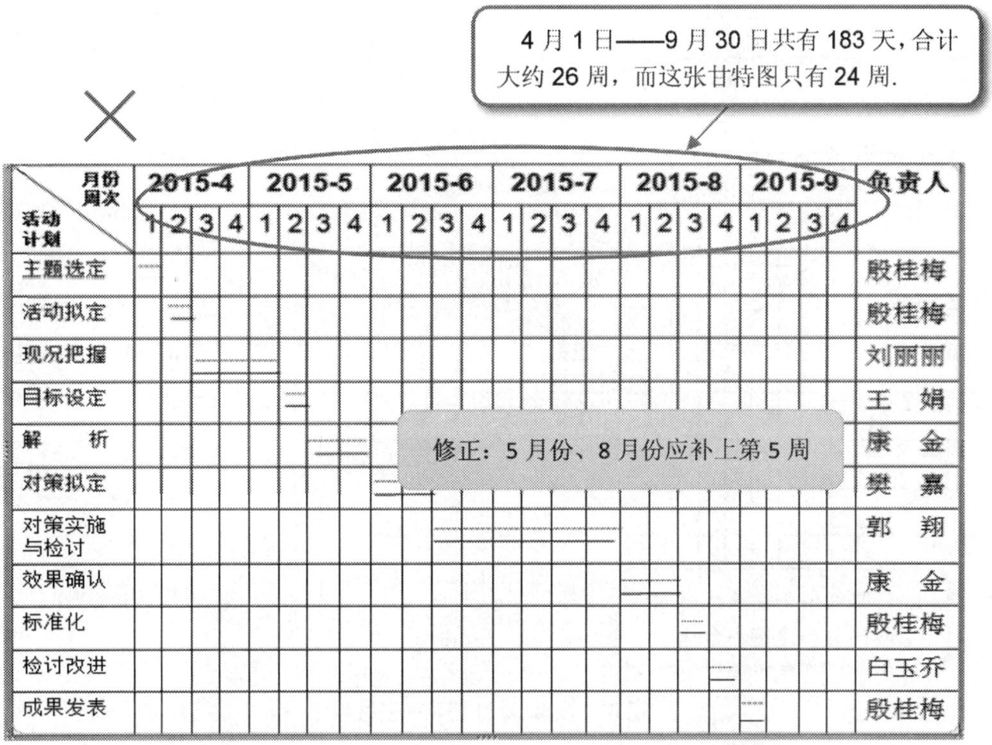

4 月 1 日——9 月 30 日共有 183 天，合计大约 26 周，而这张甘特图只有 24 周.

×

月份周次 活动计划	2015-4				2015-5				2015-6				2015-7				2015-8				2015-9				负责人
	1	2	3	4	1	2	3	4	1	2	3	4	1	2	3	4	1	2	3	4	1	2	3	4	
主题选定																									殷桂梅
活动拟定																									殷桂梅
现况把握																									刘丽丽
目标设定																									王　娟
解　析																									康　金
对策拟定																									樊　嘉
对策实施与检讨																									郭　翔
效果确认																									康　金
标准化																									殷桂梅
检讨改进																									白玉乔
成果发表																									殷桂梅

修正：5 月份、8 月份应补上第 5 周

图 4-10　活动计划表——甘特图

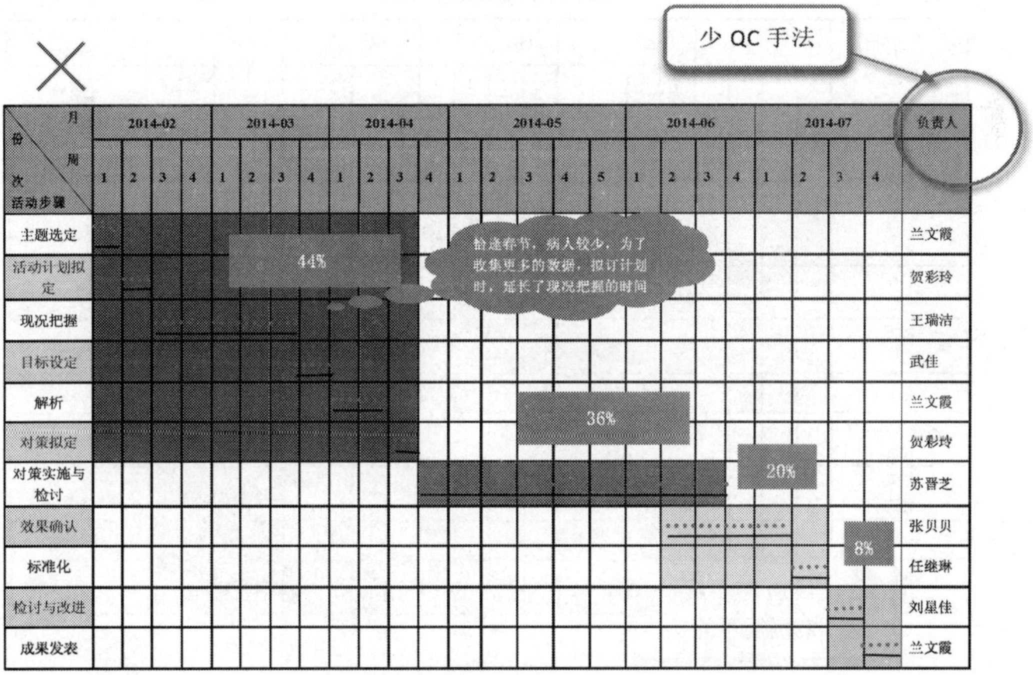

少 QC 手法

×

月份周次 活动步骤	2014-02				2014-03				2014-04				2014-05					2014-06				2014-07				负责人
	1	2	3	4	1	2	3	4	1	2	3	4	1	2	3	4	5	1	2	3	4	1	2	3	4	
主题选定																										兰文霞
活动计划拟定							44%																			贺彩玲
现况把握																										王瑞洁
目标设定																										武佳
解析																										兰文霞
对策拟定																	36%									贺彩玲
对策实施与检讨																			20%							苏晋芝
效果确认																										张贝贝
标准化																						8%				任继琳
检讨与改进																										刘星佳
成果发表																										兰文霞

抬逢春节，病人较少，为了收集更多的数据，拟订计划时，延长了现况把握的时间

图 4-11　活动计划表——甘特图

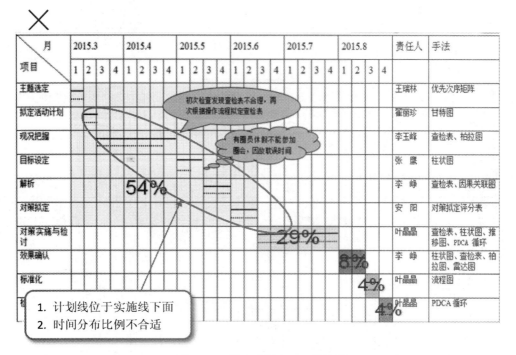

图 4-12 活动计划表——甘特图

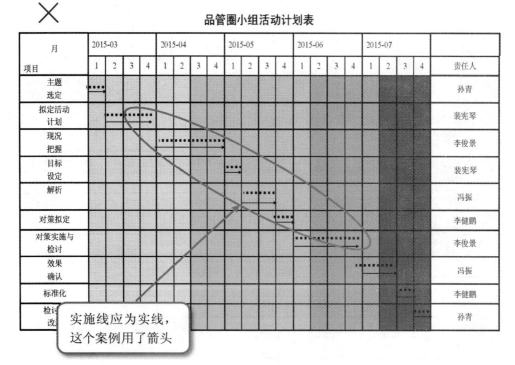

图 4-13 活动计划表——甘特图

【注意事项】

（1）每月的周次是否正确（有些月有五周）。

（2）活动计划表的线条长短代表每个步骤的时间，不是任意长短。

（3）每个步骤都有负责人和使用的 QCC 手法。

（4）核查是否有明确标明计划线及实施线，且计划线在实施线之上。

（5）计划线及实施线不符合之处是否有说明。

（6）时间分配合理，周末和节假日不能算入活动时间。

（7）现况调查时间与效果确认时间基本一致。

（8）现况调查未结束，不能进行目标设定。

（9）对策拟定未结束不能进行对策实施。

（10）效果未确认不能进行标准化。

第三节　现状把握

现状把握是针对选定的主题从工作现场出发，应用统计学掌握事实、了解问题的现状（率或分布）、严重程度，通过调查掌握问题的重点，为设定目标提供依据。

现状把握步骤中，我们可以运用流程图、查检表、层别法、柏拉图等工具完成品管活动。

步骤实施方法

在现状把握阶段，工作大致可分为观察现场（制作工作流程）、收集数据（制作查检表）、确定改善重点（制作柏拉图）三个步骤。

1.通过观察现场，明确工作流程

通过各种形式的小组讨论（圈会），对现场工作程序进行归纳、总结，充分掌握现行的工作内容，并加以整理，把归纳、总结的内容用流程图表示，通过流程图能正确把握工作中某个环节的问题，为绘制查检表提供思路。

2.收集数据，制作查检表

掌握客观实际情况，到现场，针对现物，做现实观察。把现状与标准的差距，不对的地方及变化加以观察和记录，或以 5W1H 的方式，全员分工收集以获得客观、符合事实的资料。

用 5W1H 来检验查检内容是否完整:

（1）When——收集数据的时间

（2）Where——收集数据的地点

（3）Who——数据记录者

（4）Why——事件发生的原因

（5）What——查检的事件名称

（6）How——记录的方式

查检表的制作、数据的收集还应考虑到使用层别法:

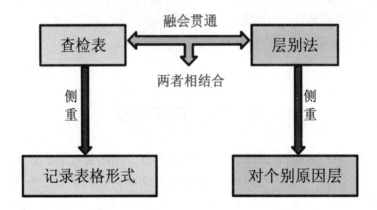

层别法:

为区别各种原因对问题的影响，找出影响质量的原因，以个别原因为主体，分别做统计分析的方法。

表 4-9　层别法表格

层别对象	层别方法
时间的层别	季度、月份、星期、时刻……
操作人员的层别	小组、年龄、教育程度……

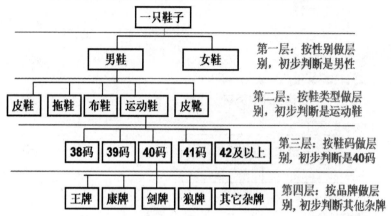

某个犯罪现场，警察对窃贼的鞋进行层别分析

图 4-14　层别法分层图

3.制作柏拉图，确定改善重点

在收集到一堆密密麻麻的数据后，为了了解数据的意义，把这些数据加以整理，缩小范围，归纳出本次主题的特性，通过"20/80"原则找到问题改善的重点。

"二八法则"的意义，一个事物 20% 的特性决定了事物 80% 的重要性，应该把 80% 的时间花在 20% 的事情上。更通俗的说法，就是关键的少数。

第一步：统计数据，根据查检表录入数据。

第二步：按数量从大到小排序，将数据填入数据表中。

第三步：制作柏拉图，找到改善重点。

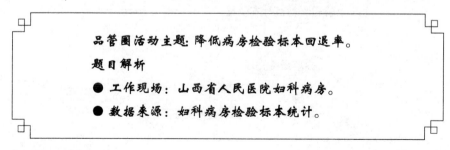

品管圈活动主题:降低病房检验标本回退率。

题目解析

● 工作现场：山西省人民医院妇科病房。

● 数据来源：妇科病房检验标本统计。

①制作流程图。

可以一目了然的了解本次的活动流程，以及我们能力范围内能够改善的方向。

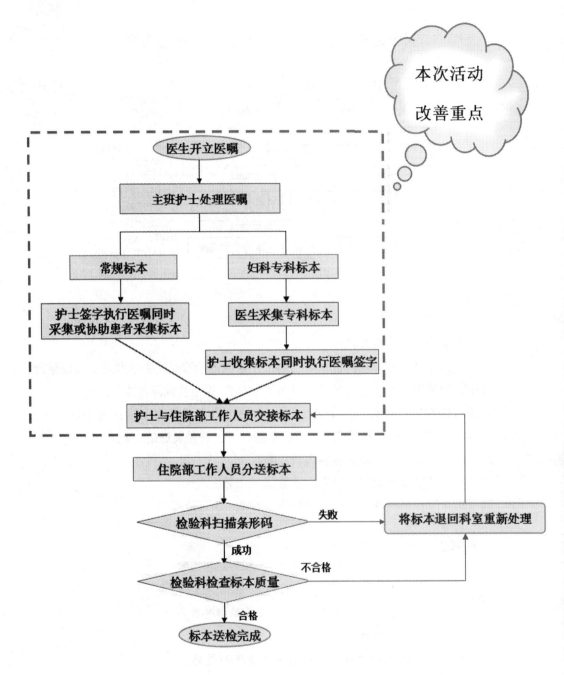

图 4-15 标本送检流程图

②明确了工作流程，针对该主题，寻找出错综复杂的影响因素，收集正确的数据，制作查检表，对现状与标准的差距加以观察和记录。

查检三现原则
1. 现场——问题发生的根源
2. 现物——发生问题的对象，检验标本
3. 现状——问题的根源

表4-10　现况调查查检表

患者住院号	退回标本类型	退回时间	退回原因	送检时间	采集者	送检者	延迟结果汇报时间	是否对患者治疗造成影响	原因分析

表4-11　查检汇总表

标本被退回原因	件数	百分比	累积百分率
执行医嘱未签字	23	37.70%	37.70%
无医嘱单	15	24.60%	62.30%
标本破坏	9	14.80%	77.10%
标本采集量少	6	9.80%	86.90%
患者欠费	4	6.54%	93.50%
条码与标本不符	2	3.28%	96.72%
其他	2	3.28%	100%
查检地点：妇科护理站		查检人：全科护士	

③将查检阶段收集到的数据，加以整理分类，从大到小排列进行分析，运用品管圈常用手法——柏拉图，找出改善重点。

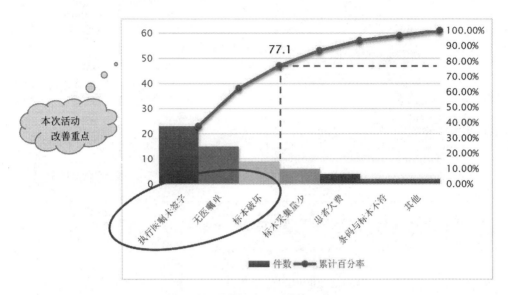

图 4-16　妇科现况调查柏拉图

【注意事项】

（1）现况把握过程中，应使用数据说话，严格遵循三现原则，真实、客观的收集、记录数据。

（2）收集的数据要有客观的系统分析，以确定问题的重点所在。

第四节　目标设定

在主题选定，了解现况后，便要拟定改善的目标。通过目标设定确定品管圈活动要将问题解决到什么程度，也为检查活动的效果提供依据。

步骤实施方法

一、目标设定常用方法

1.过去数据——参考过去一年以上记录来制定合理目标。根据数据回顾，查检存在的问题，结合改善重点和圈能力，计算目标值。

2. 组织要求——未来希望我们做到什么程度。根据医院的方针及计划、领导指示、组织要求，来设定目标值。

3. 患者需求——患者要求我们做到什么程度。

4. 标杆数据——其他类似专业做到多好的程度，希望我们也能做到。

根据参考兄弟单位的标准或文献查证的结果，也可以自我挑战，来设定目标值。

二、目标设定的实施步骤

1. 明确目标设定的时机

目标设定一般在现况把握后进行，如果在主题选定时已有现成的可追溯的数据，则无须通过现况把握阶段收集数据，目标设定可以在主题选定后直接进行。

2. 明确目标项目和设定的内容

目标设定的表达方式"完成期限 + 目标项目 + 目标值"。

例如：在 7 月 31 日前 + 住院糖尿病患者低血糖的发生率 + 由 19.51% 降低至 9.63%。

3. 完成期限

任何目标设定时都有相应的完成期限，这是对品管圈活动的约束，也是圈员对改善活动的承诺。完成期限一般以三个月左右为宜。

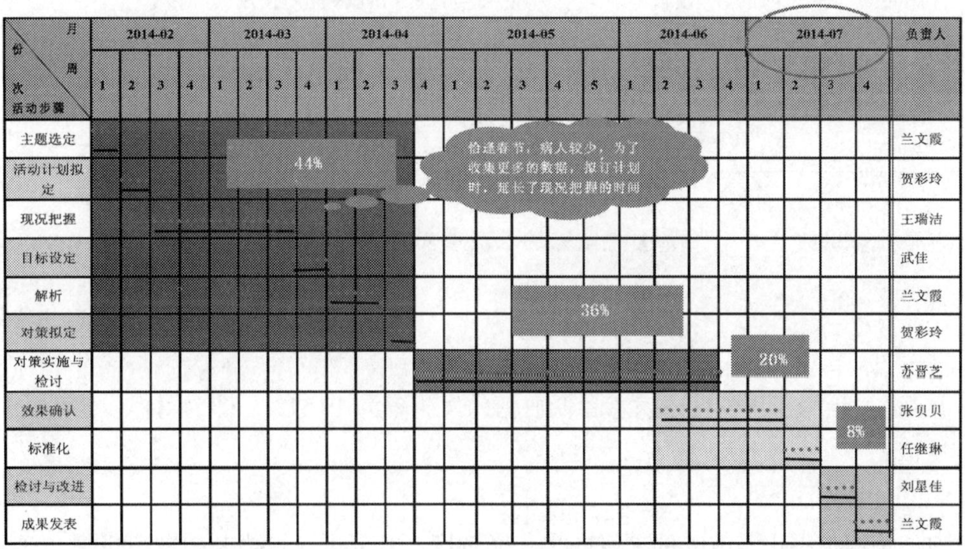

图 4-17 甘特图

4.计算目标值

主题动词为负向描述（减少或降低）的目标值计算公式：

目标值 = 现况值 − 改善值
$\quad\quad$ = 现况值 −（现况值 × 改善重点 × 圈能力）

主题动词为正向描述（增加或提高）的目标值计算公式：

目标值 = 现况值 + 改善值
$\quad\quad$ = 现况值 +［（标准值−现况值）× 改善重点 × 圈能力］

现以主题动词为负向描述的为例：

——"降低糖尿病患者低血糖的发生率"为主题的品管圈活动。

①现况值

即在现况把握阶段利用查检表收集到的数据。

表 4-12　查检表

开始时间	结束时间	项 目						
		饮食不合理	运动不合理	使用胰岛素笔不规范	口服药物不规范	使用胰岛素泵不规范	其他	合计
2月17日	3月23日	18	16	12	4	2	2	54
合计（例/周）		3.6	3.2	2.4	0.8	0.4	0.4	10.8
累计百分比（%）		33.33	62.96	85.19	92.59	96.30	100	

低血糖的发生率 =（发生低血糖的人数 / 同期住院糖尿病病人总数）×100%
$\quad\quad$ = 54/286 × 100%
$\quad\quad$ = 19.51%

通过计算得出，糖尿病患者低血糖的发生率为 19.51%，即为目标设定阶段的现况值。

②改善重点

即现况把握中需改善的项目的累积影响度，数值可通过绘制柏拉图得到。根据"80/20"法则发现，饮食方面、运动方面和使用胰岛素笔是糖尿病患者发生低血糖的主要原因，三者累计占低血糖发生总数的 85.19%，即为改善重点。

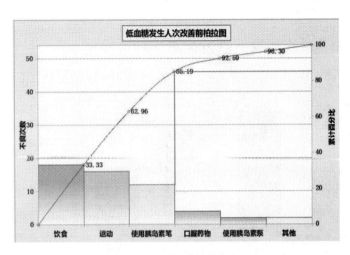

图 4-18 改善前柏拉图

③圈能力

即全体圈员发现问题、解决问题的能力。

表 4-13 圈员评价表汇总

圈能力评分表												
降低糖尿病患者 低血糖发生率	圈员 1	圈员 2	圈员 3	圈员 4	圈员 5	圈员 6	圈员 7	圈员 8	圈员 9	圈员 10	合计	均分
圈能力	5	3	3	3	3	3	1	3	3	3	30	3
评分标准	能自行解决			需一个单位配合			需多数单位配合					
参考分值	5分			3分			1分					

如上表所示，全体圈员对圈能力进行评价打分，计算得出平均分为 3 分，满分为 5 分，则圈能力为：

圈能力 = 3/5 × 100% = 60%

即得：目标值 = 现况值 − 改善值

＝ 现况值 −（现况值 × 改善重点 × 圈能力）

＝ 19.51% −（19.51% × 85.19% × 60%）

＝ 9.54%

5.绘制目标设定柱状图

目标值设定后，可绘制柱状图来进一步对目标进行说明，直观地呈现出改善前数据（现况值）与改善后数据（目标值），同时用上升或下降的箭头标注改善情况，并标明具体改善的幅度。

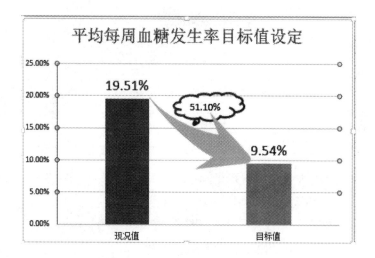

图 4-19　柱状图（现况值和目标值对比）

【目标设定注意事项】

（1）目标要具体明确、数据化，并考虑活动结束后是否能进行评价。

（2）目标应具有一定的挑战性，有一定难度但又要在能力所及的范围内。

（3）目标值应与主题名称所解决的问题相一致。

（4）目标值设定的适当与否，可从后面"效果确认"时的"目标达成率"的高低来做初步的判断。

（5）目标设定的表达方式为"完成期限＋目标项目＋目标值"。

第五节　解　析

为了达到设定的目标值，根据现况把握中找到的改善重点，一一对应分析，分别展开解析。通过对产生问题的原因分析，找出问题的关键，圈员们要开阔思路，头脑风暴，发挥所有的想象力去找出产生问题的全部原因，并且运用科学的方法找出最主要的几个原因，通过现场、现物的数据统计，经过真因验证，找出产生问题的"真因"。

常用的QCC手法

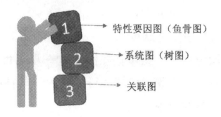

特性要因图（鱼骨图）

系统图（树图）

关联图

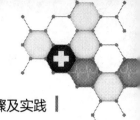

什么是原因？要因？真因？

1. 原因——所有可能造成问题的因素都可成为"原因"

大原因：人员、物品、制度等

中原因：中间因素

小原因：末端原因

2. 要因——根据经验或投票选出来的原因称为"要因"

这些要因并没有经过现场数据收集的方式加以验证。

3. 真因——通过数据分析，验证出来的原因为真正原因

步骤实施方法

查找原因　要因分析　真因验证

一、查找原因

在解析过程中，找出原因是工作的基础，只有深入地、透彻地分析问题，才能尽可能找出产生问题的所有原因。查找原因常用的方法有：

1. 头脑风暴法

2. 特性要因图分析法

3. 系统图分析法

4. 关联图分析法

二、要因分析

1. 特性要因图中的要因

将鱼骨图中的每个末端因素罗列出来，要因一定存在于末端因素中，通过邀请非圈员二次评价或几位相关同事参与要因评价选择，最终得出 4 ~ 6 条要因。此法简单、省时省力，但不够科学严谨。可以通过二次评价法，也可应用要因评价法，找出重要程度得分最高的几个原因，按照"80/20"法则选出排名 20% 的原因作为要因。

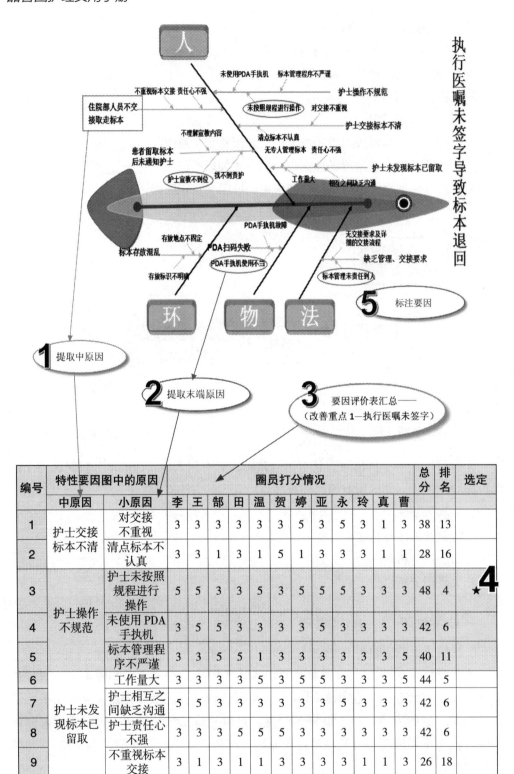

编号	特性要因图中的原因		圈员打分情况												总分	排名	选定
	中原因	小原因	李	王	郜	田	温	贺	婷	亚	永	玲	真	曹			
1	护士交接标本不清	对交接不重视	3	3	3	3	3	3	5	3	5	3	1	3	38	13	
2		清点标本不认真	3	3	1	3	1	5	1	3	3	3	1	1	28	16	
3	护士操作不规范	护士未按照规程进行操作	5	5	3	3	5	3	5	5	5	3	3	3	48	4	★
4		未使用PDA手执机	3	5	5	3	3	3	5	3	3	3	3	3	42	6	
5		标本管理程序不严谨	3	3	5	3	1	3	3	3	3	3	3	5	40	11	
6	护士未发现标本已留取	工作量大	3	3	3	3	5	3	5	3	3	3	3	5	44	5	
7		护士相互之间缺乏沟通	5	5	3	3	3	3	3	3	5	3	3	3	42	6	
8		护士责任心不强	3	3	3	5	5	5	3	3	3	3	3	3	42	6	
9		不重视标本交接	3	1	3	1	1	3	3	3	3	1	1	3	26	18	

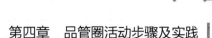

编号	特性要因图中的原因		圈员打分情况												总分	排名	选定
	中原因	小原因	李	王	郜	田	温	贺	婷	亚	永	玲	真	曹			
10	住院部人员不交接取走标本	住院部人员责任心不强	3	1	3	3	1	3	3	3	3	3	1	1	28	16	
11		不理解宣教内容	5	5	3	3	3	3	3	3	5	3	3	3	42	6	
12	患者留取标本后未通知护士	护士宣教不到位	5	3	5	3	3	3	5	5	5	5	3	5	50	2	★
13		找不到责护	3	3	5	5	1	3	3	3	3	3	3	5	40	11	
14		存放地点不固定	3	3	3	1	3	3	1	1	3	3	5	5	34	15	
15	标本存放混乱	存放标识不明确	3	1	3	3	1	3	3	3	1	5	5	5	36	14	
16		PDA 手执机故障	1	3	1	1	1	1	3	3	1	3	1	1	18	19	
17	PDA 扫码失败	PDA 手执机使用不当	5	5	5	3	5	5	1	5	5	3	5	3	50	2	★
18		无交接要求及详细的交接流程	5	3	3	3	5	3	3	3	5	3	3	3	42	6	
19	缺乏管理、交接要求	标本管理未责任到人	5	5	5	3	5	5	5	5	3	5	3	3	52	1	★

说明：重要的 5 分，一般的 3 分，不重要的 1 分。根据 80/20 原则，选定排名前 4 的为要因。

图 4-20 查找要因图步骤

【操作步骤】

（1）从鱼骨图中提取中原因、小原因。

（2）将中、小原因录入 Excel 表中。

（3）圈会人员根据小原因的重要性评价各自的分数，并录入表中。

（4）自动求和每个小原因总分——分数由高到低排序。

（5）根据"80/20"原则筛选出 19 项中的 20%，即分数最高的前四名作为要因。

（6）找出要因后用"★"标注显示。

（7）鱼骨图中用"◯"标注要因。

2. 系统图中的要因

系统图的要因选定与特性要因图基本类似，也用评价表来确定要因。评价的原因必须是最后一层展开的原因。基本形式为下表：

表 4-14　系统图的要因评价表（Excel 表格）

系统图要因评价表																	
问题	一次原因	二次原因	三次原因	圈员打分记录									总分	名次	选定		
				严玲	丛玉	刘方	问东	赵四	田雨	李夏	王冬	张乐					
	一层	二层	三层1	1	1	3	1	3	3	5	3	3	23	4			
		二层	三层2	5	5	3	5	5	3	5	5	3	39	1	★		
			三层3	3	5	1	3	1	1	3	3	1	21	6			
问题	一层	二层	三层4	1	3	1	3	3	5	3	5	3	27	3			
			三层5	3	1	3	3	1	3	3	3	1	21	6			
		二层	三层6	1	3	1	3	1	1	3	3	3	19	8			
			三层7	1	3	1	1	3	1	1	1	3	15	9			
	一层	二层	三层8	3	1	1	1	3	1	1	1	3	15	9			
		二层	三层9	5	3	1	5	5	3	3	5	5	39	1	★		
			三层10	3	3	3	3	1	3	5	3	1	23	4			

说明：重要的 5 分，一般的 3 分，不重要的 1 分。根据 80/20 原则，选定排名前 2 的为要因。

【操作步骤】

（1）在 Excel 表格中，插入已整理好的树图。

（2）按最后一层展开的原因分层，整理并录入圈员打分的情况。

（3）Excel 表中每一个原因总分自动求和。

（4）分数由高到低的顺序排名并标注名次。

（5）遵循"80/20"原则，选出排名前 20% 的要因。

（6）用"★"标注已选出的要因。

3. 关联图中的要因

关联图的要因很容易筛选，通过看绘制好的关联图可直接找出要因。

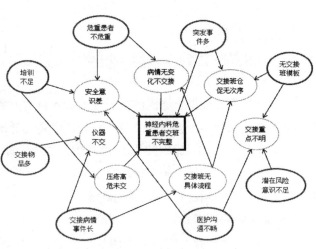

图 4-21　关联图

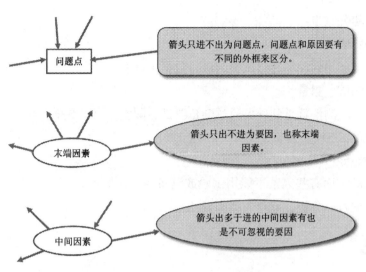

图 4-22 关联图中分解图解析

【操作步骤】

（1）根据列出的各种原因和结果绘制关联图。

（2）找出末端因素和重要的中间因素作为要因。

（3）提取要因进行真因验证。

表 4-15　鱼骨图、树图、关联图区别

QC 方法名称	适应场合	原因之间关系	层次展开
特性要因图（鱼骨图）	针对单一问题进行的原因分析	原因之间没有交叉影响	一般不超过 4 层
系统图（树图）	针对单一问题进行的原因分析	原因之间没有交叉影响	没有限制
关联图	针对单一问题进行的原因分析	原因之间互相缠绕（有交叉影响）	没有限制
	针对两个以上问题进行的原因分析	部分原因将两个以上问题纠缠在一起	

三、真因验证

影响问题产生的原因会很多（鱼骨图、关联图、树图分析出的要因），这就需要对诸多原因进行鉴别，把真正影响问题的原因找出来，对于影响不大的原因剔除出去，为制定更有效的对策提供依据。

真因验证必须坚持三个原则：现场、现物、现实。

验证步骤分三步：

1. 现场验证

现场验证就是到现场通过试验，取得数据来证明。

2. 现场测试、测量

现场测试、测量就是到现场通过亲自测试、测量，取得数据，与标准进行比较，看其符合程度。

3. 调查、分析

对于人的方面有些因素不能用试验或测量的方法取得数据，则可设计调查表，到现场进行调查、分析，取得数据来确认。

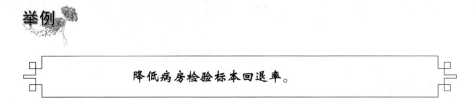

降低病房检验标本回退率。

第一步：圈员通过特性要因图、关联图、树图等工具分析出的末端因素，也就是要因，用红线标，注与各个图中，列举要因，并对各个要因进行真因验证。

要因一：无交接要求及详细的流程。

要因二：护士缺乏标本采集的相关知识。

要因三：护士宣教不到位。

要因四：护士 PDA 使用不当。

第二步：通过现场、现物、现实原则，查阅相关文献，统计相关现场数据，对得出的要因进行查检，利用柏拉图检验其是否符合 80/20 原则，把"伪要因"剔除，找出导致问题发生的真正的原因。

表 4-16　要因验证表一

要因验证 1	无交接要求及详细流程
判定标准	无交接要求及详细流程是检验标本被退回的原因
依 据	詹超然，操良会。分析前不合格检验标本原因分析及处理。《检验医学与临床》，2007 年 7 月第 07 期
验证结果	真因
验证人	王蕊红
验证时间	2014.05.18

表 4-17　要因验证表二

要因验证 2	护士缺乏标本采集相关知识
判定标准	护士缺乏标本采集相关知识是造成检验标本缺陷的主要原因
依　据	周丽萌，徐建萍。品管圈在检验标本分析前质量控制中的应用。《中国护理管理》，2013 年 04 期 分层考核，N0 ~ N1 层不合格率为 67%
验证结果	真因
验证人	李静萍
验证时间	2014.05.18

表 4-18　要因验证表三

要因验证 3	护士宣教不到位
判定标准	护士宣教不到位是造成检验标本缺陷的主要原因
依　据	周丽萌，徐建萍。品管圈在检验标本分析前质量控制中的应用。《中国护理管理》，2013 年 04 期
验证结果	真因
验证人	郜婕
验证时间	2014.05.20

表 4-19　要因验证表四

要因验证 4	护士 PDA 使用不当	
确认方法	统计未执行医嘱被退回的例数并进行分析（现场调查）	
查检项目	其他	护士使用 PDA 不当
缺陷次数	21	2
次数占比	91.3 %	8.7%
验证结果	非真因	
验证人	李婷	
验证时间	2014.05.20	

通过以上的真因验证得出：

（1）无交接要求及详细流程。

（2）护士缺乏标本采集相关知识。

（3）护士宣教不到位。

以上三条是导致检验标本退回的真正原因。

【真因验证应注意】

（1）确认步骤清楚

① 对不可抗拒的因素排除后，要逐条对要因（末端因素）进行确认。

② 要因要在末端原因中选取，而不应该在中间因素中选出。

（2）确认方法正确

真因验证要根据事实及客观数据确认，切忌使用 80/20 法则，否则会漏掉真因，致问题无法解决。

（3）验证结果准确

真因验证应根据收集到的数据和事实对问题的影响程度进行确认，而不能仅靠现有的标准、规范、要求进行判断。

第六节　对策拟定

上一步的解析使我们明确导致问题的关键性因素。对策拟定的目的就是要根据解析所得出的因素针对性地提出解决方案，并提出有效可行的对策。该步骤主要包含两个方面：

如何提出对策

如何选择对策

步骤实施方法

实施对策一定要根据真因去拟定，如果不根据真因实施对策，对策将是无效的，根本的问题就无法解决。

表 4-20　对策拟定步骤

对策拟定步骤	品管圈手法
思考并提出对策	头脑风暴法、员工访谈、文献查证
对策评价及筛选	80/20 原则
对策整合与排序	
确定人员及实施方案	5W1H 法

一、思考并提出对策

1.针对特性要因图、系统图或关联图选出的真因进行探讨。此时常用方法有三种

表 4-21　对策提出方法

品管圈手法	运用
头脑风暴	全体成员共同参与、共同思考
员工访谈	了解同行经验及做法，寻求同类问题解决方法
文献查证	通过文献检索，借鉴已有成果及经验

2.针对每个真因要尽可能多的提出解决对策

例如：圈员利用头脑风暴法，对"患者饮食知识缺乏"的真因提出对策方案。

表 4-22　对策提出

问题	真因	对策序号	对策
患者饮食的自我管理水平低	饮食知识缺乏	1	在营养师指导下制作课件，对患者及家属进行"CKD 患者饮食知识"小组教育
		2	在营养师指导下制作"CKD 患者饮食指导"壁报
		3	在营养师指导下制作健康教育宣传页

二、对策评价及筛选

1.确定评价指标和评价等级

对策的确定需要遵循科学的评价。评价指标无硬性规定，可由品管圈推动小组等机构统一选定或由各品管圈所有成员自行选定。常用的指标有可行性、效益性、经济性、圈能力等。等级和分数一般分三个或五个等级，如分三个等级则分别为1、2、3分或1、3、5分。但为了避免分数差距小或者同分数项目多可采用1、3、5打分。

表4-23 对策评价指标及等级

分数	可行性	效益性	经济性（成本）	圈能力
1	不可行	不能达到预期目标	经济投入太大	需多个单位配合
3	可行	部分达到预期目标	经济投入适中	需一个单位配合
5	高度可行	完全达到预期目标	经济投入小	能自行解决

2.全体圈员针对每个评价指标进行打分

表4-24 全体圈员针对每个评价指标进行打分

问题	真因	对策方案	评价			总分
			可行性	经济性	圈能力	
患者饮食的自我管理水平低	患者饮食知识缺乏	1. 在营养师指导下制作课件，对患者及家属进行"CKD患者饮食知识"小组教育	46	55	48	149
		2. 在营养师指导下制作"CKD患者饮食指导"壁报	46	48	40	134
		3. 在营养师指导下制作CKD饮食健康教育宣传页	46	43	36	119

注：全体圈员就每一评价项目，依可行性、经济性、圈能力等项目进行对策选定，评价方式为优5分、可3分、差1分，圈员共11人，总分165分。

三、对策整合与排序

根据圈员的评价打分，将对策按高低分排序并根据80/20法则选出实施对策。

表4-25 根据评分结果排序并筛选

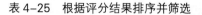

排序并整合

| 问题 | 真因 | 对策方案 | 评价 | | | 总分 | 排序 | 是否采纳 |
			可行性	经济性	圈能力			
患者饮食的自我管理水平低	患者饮食知识缺乏	1. 在营养师指导下制作课件，对患者及家属进行"CKD患者饮食知识"小组教育	46	55	48	149	1	是
		2. 在营养师指导下制作"CKD患者饮食指导"壁报	46	48	40	134	2	是
		3. 在营养师指导下制作CKD饮食健康教育宣传页	46	43	36	119	3	否

全体圈员就每一评价项目，依可行性、经济性、圈能力等项目进行对策选定，评价方式：优5分、可3分、差1分，圈员共11人，总分165分，以80/20定律（165×80% = 132）132分以上为实行对策。

四、确定人员及实施方案

针对已选出的对策，运用5W1H法确定对策实施的方案，明确对策负责人，同时应确保对策具有可操作性并对其进行有效管理。

表4-26 确定实施方案

问题 what	真因 why	对策方案 how	评分	排序	是否采纳	提案人	实施时间 when	实施地点 where	负责人 who	对策编号
患者饮食的自我管理水平低	患者饮食知识缺乏	1. 在营养师指导下制作课件，对患者及家属进"CKD患者饮食知识"小组教育	149	1	是	李	11.18-11.30	教育室	张	对策一
		2. 在营养师指导下制作"CKD患者饮食指导"壁报	134	2	是	王	12.1-12.15	病区走廊	赵	对策二
		3. 在营养师指导下制作CKD饮食健康教育宣传页	119	3	否					

五、对策拟定常见问题

1. 对策拟定的流程不完善，如缺少整合与筛选。

2. 备选对策方案的数量过少，一条真因如果就一个对策，没法作评价。

3. 拟定的对策很抽象、不具体，缺乏可操作性。如"加强临时用药安全培训"，应具体阐述如何加强。

4. 评价指标缺少评分标准与依据。每项评分均应经过验证。如"经济性"的验证应具体计算所需成本，根据据计算结果评分。

5. 对策实施拟定表的项目应严格遵循 5W1H 法则。

6. 制定的对策应为长期对策而非临时应急对策。

第七节　对策实施与检讨

在确定对策后，进一步根据对策拟定的具体方案，按照 PDCA 循环方法，结合实际对策实施中遇到的问题，不断地改善，并对对策实施中遇到的问题和困难加以分析、改善，确保品管圈活动的顺利进行。

步骤实施方法

根据前一步所确定的对策实施方案准备实施。具体操作步骤如下：

表 4-27　对策实施与检讨步骤表

对策实施与检讨步骤	说明
1. 对策实施准备	对策应获得上级批准
	相关人员培训
2. 对策动态追踪 （负责人连续追踪并实时分析追踪结果）	效果不佳时调整后实施
	对策无效或出现异常时应立即停止
3. 对策检讨	改善结果尽量以数据表示

一、对策实施准备

对前一步所确定的对策实施方案进行审核，最终确定对策实施的时间、地点、负责人。在实施前应注意以下几点：

1. 必须经过上级主管（护士长、护理部）的同意。
2. 提前协调需要配合的相关部门。
3. 对有关人员实施培训教育，如对实施数据的搜集与记录。

二、对策的动态追踪

将制定的对策按照 PDCA 循环实施，充分运用统计工具，以数据表示实施结果。在此过程中密切注意实施状况，对发生的任何状况，无论正面反面，都须详细记录。辅导员应给予辅导与督促，圈长应随时掌握现状，必要时可以寻求辅导员及主管部门的支持。

该步骤可以通过制作查检表进行数据收集和分析，也可运用推移图判断所实施对策是否有效及效果有无维持。

某医院拟通过品管圈降低男性患者留置尿管失败率，制定了查检表进行动态跟踪：

表 4-28 对策实施查检表

项目 ＼ 日期	3.1-3.15	3.16-3.30	4.1-4.15	4.16-4.30	5.1-5.15
外科（例）	16	14	11	8	6
内科（例）	13	11	7	6	4
合计（例）	29	25	18	14	10

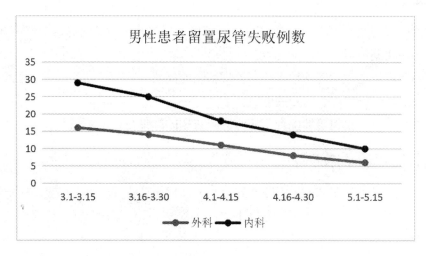

图 4-23　推移图

【对策实施注意事项】

（1）实施对策必须采取分段实施，即一个对策一个对策的实施，才可区分对策的效果，切忌多个对策一起实施。

（2）活动过程中，及时收集相关数据，每日观察对策效果，确认对策有效，再进行下一个对策的实施。

（3）实施中，如发现效果不佳，可重新调整后实施。

（4）发现异常及时上报护士长或护理部。

三、对策检讨

对策实施后，对对策实施阶段情况进行统计与分析，改善结果尽量以数据形式表示，并用图标形式表现出来。运用 PDCA 循环对对策实施过程加以记录。若对策实施后效果不佳，应返回"解析"重新拟定对策，重新实施。

举例

某医院拟通过品管圈降低男性患者留置尿管失败率，在对策实施结束后，运用图表表示改善结果：

表 4-29 查检表比较

时间 项目	改善前（%）			改善后（%）		
	1月	2月	3月	6月	7月	8月
外科	15.3	16.9	13.5	7.3	6.6	6
内科	15.1	12.1	13.3	4.3	4	3
平均	14.4			5.2		

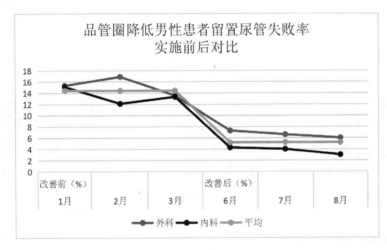

图 2-24 推移图

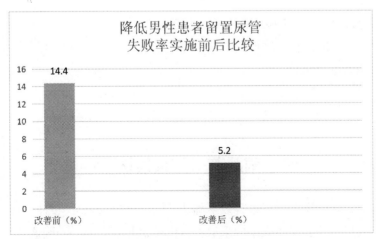

图 2-25 柱状图改善前后对比

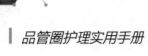

表 4-30 对策实施记录表

对策 （N）	对策名称	
	主要因	
改善前： What 改善对象 How 实施步骤 对策内容：		对策实施： Who 负责人 When 实施时间 Where 实施地点
对策处置： 目标未达成的 未达目标再对策	P D C A	对策效果确认： 对策执行情形 对问题点改善效果

【对策检讨的注意事项】

（1）改善结果用数据表示，如果经过检讨还不能达到预期效果，可再次拟定对策或修改对策，继续进行对策拟定→对策实施→对策动态跟踪和检讨，务必使其产生效果为止。

（2）对策应该是有效的，并且要具有持续性。

（3）应尽可能分阶段实施及追踪检讨，但对策相互独立时可以同时实施，并要详细记录实施过程与结果。

（4）一旦产生效果，则可以进入下一步的"效果确认"。

第八节 效果确认

全部的对策实施完毕后应进行效果确认，把实施的结果与改善的目标加以比较。注意衍生的效果，尤其是负效果应采取对应措施，并且必须一一确认。

1. 单独效果确认

每一个对策的实施通过合理化建议管理程序验证，最后总结编制成合理化建议实施绩效报告书，进行效果确认。

2. 总体效果确认

根据已实施对策的数据，使用品管工具用统计数据来判断。

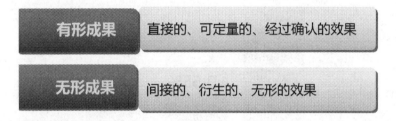

步骤实施方法

一、有形成果确认

有形成果主要是指用数据形式表现，通常能直接计算其效益的成果。例如：

1. 完善留置尿管的操作流程

2. 缩短患者平均住院日

3. 降低患者住院费用

表 4-31　患者外出检查失败率改善前、后数据的比较

项目	改善前	改善后
查检日期	2015 年 3 月 8 日 ~ 4 月 5 日	2015 年 6 月 22 日 ~ 7 月 12 日
结果	26.83%	9.46%

①有形成果的计算

目标达成率 =（改善后 − 改善前）/（目标值 − 改善前）× 100%

进步率 =［（改善后 − 改善前）/ 改善前］× 100%

②有形成果的直观比较

a. 使用柱状图进行比较：

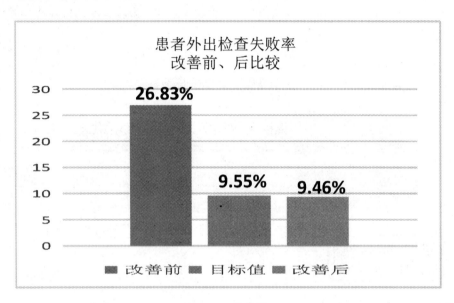

图 4-26 柱状图

b. 使用柏拉图进行比较：

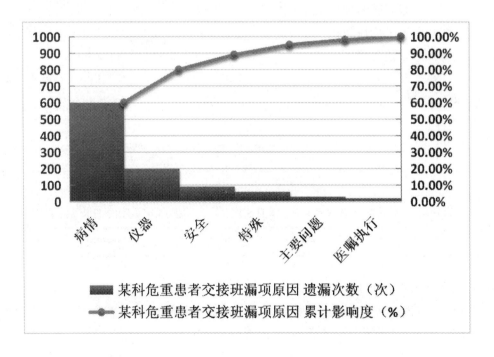

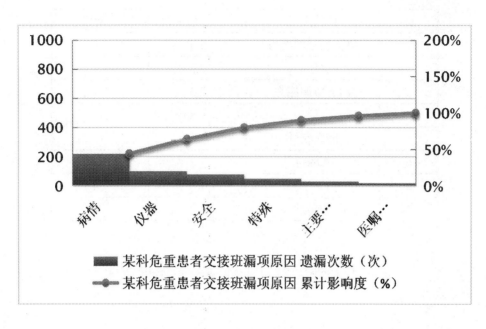

图 4-27 改善前后柏拉图对比

二、无形成果确认

无形成果往往是与有形成果相伴而生的，并不是独立存在的。在品管圈小组活动中体现出的学习能力、品管精神、凝聚力、荣誉感、满足感等无形的成果，可以运用评分法个人打分，并运用雷达图进行效果比较。例如：提高护士的责任心，提高护士解决问题的能力，提高护士的沟通能力。

> 某品管圈通过对"降低患者外出检查失败率"的小组活动，每一位圈员对自身的能力、责任心等的评分，并用雷达图表达出活动前后平均分数的对比的对比。

编号	评价项目	活动前	活动后
1	解决问题的能力	2.4	3.6
2	责任心	3.2	4.4
3	沟通协调能力	2.6	4.4
4	自信心	1.8	3.6
5	团队精神	2	4
6	积极性	1.8	3.8
7	品管手法	1.6	2.4
8	和谐度	1.8	3.6

降低患者外出检查失败率——无形成果

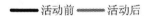

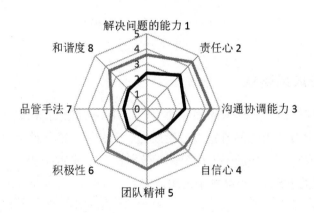

图 4-28　雷达图

【效果确认注意事项】

（1）效果确认尽量以数字表示效果，必须将改善前后所收集的数据全部列出，数据有总分、均分。

（2）确认的效果需特性相同，前后要一致。

（3）目标达成率过高或过低时，应具体分析原因。

（4）全面客观地评价无形成果。

（5）效果确认后不管实施对策有无效果，都应让全体圈员知晓。

第九节　标准化

效果确认后，如果对策有效，就应将改善后的措施及对策加以标准化。标准化在品管圈活动中极为重要，是品管圈获得改善成果的重要步骤。为了使对策效果能长期稳定的维持，我们有必要对取得的有效成果的改善措施进行标准化。

1.定义

标准化是指在经济、技术、科学和管理等社会实践中，对重复性的事物或概念，通过制订、发布和实施标准达到统一。以安全、质量效益为目标，对工作程序进行改善，从而形成一种优化的工作流程，达到安全、准确、高效、省力的工作效果。

2.标准化的目的

（1）技术储备、提高效率、防止再发和教育训练，明确工作现场各级人员的责任和权限。

（2）明确把握工作现状，使流程简单化，且能持续改善。

（3）把组织内成员所积累的技术、经验、通过文件的方式加以保存，能使工作达到结果的一致性，起到同质化的效果。

步骤实施方法

1.建立标准操作流程

通过小组会议的形式进行讨论，选择可规范化、精细化的有效对策，逐一进行标准化操作流程设置，并制定相应的管理制度。

2.标准化教育与落实

需将规范化的操作程序，通过持续的教育与训练的方式，使工作人员能了解、遵守进而加以落实。标准化的对策，需持续进行监控并转化成日常管理项目，以防同类事件再度发生。

3.统一标准文件式样

新制定的标准（规章制度、标准操作流程等），其主要内容包括目的、适用范围、操作程序（操作流程图及要点说明）、附则（制定的年月日）等。

表 4-32　标准化表

类别：□流程改善　□提升质量　□临床路径	名称：	编号：
		主管部门：

一、目的

二、适用范围

三、说明
（一）操作流程

（二）工作内容

四、注意事项

五、附则
（一）实施日期

（二）修订依据

修订次数：	核定		审核		责任人	
修订日期：　年　月　日						
制定日期：　年　月　日						

4.上报主管审核批准

制定的标准化必须经上级主管审核批准后，方可纳入制度，并按医院的制度编订标准序号。

5. 遵循并落实

在实际操作中必须严格遵循经上级审批的标准化，并将其纳入教育培训内容，达到全员知晓，全程执行状态。

总之，标准化是一项活动过程，通过制定标准、贯彻标准，进而修订标准，又实施标准，如此反复循环，螺旋式上升，每完成一次循环，就提高了标准化水平一步。

【标准化的制作要求】

（1）准确性

要避免抽象，不可使用"适当""加强""注意""随时"等模棱两可的词语，如"固定鼻胃管时要小心"，什么是要小心？这样模糊的词语是不宜出现的。

（2）数量化

标准中应该多用图表和数字，使每个读标准的人能以相同的方式解释标准。

（3）现实化

标准必须是现实的、可操作的。

（4）可修订

标准在需要时及时修订。

【标准化的注意事项】

（1）组织实施与监督

标准是标准化的活动成果，标准化的效能和目的都要通过制定和实施标准来体现，所以制定各类标准、组织实施标准和对标准的实施进行监督构成了标准化的基本任务和主要活动内容。

（2）实施标准

达到预期效果，绝不是制定一个或一组标准就可以解决的，有再多、再好、再高的标准或标准化体系，没有被运用，就没有效果。因此标准化的全部活动中，"化"即是实施标准，是一个重要的环节。

（3）扩展和深化

标准化是个相对的概念，在广度和深度上都在随着时间的推移不断地扩大和深化。

（4）修订标准

如果已有标准，由于实施不力，那就加强实施；没有标准的，需要制定标准；不合理的，就着手修订；有标准没有遵守的，加强教育。

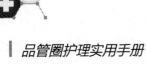

表4-33　胰岛素笔患者的规范化教育流程标准化

类别：□流程改善 ■提升质量 □临床路径	名称：胰岛素笔患者的规范化教育流程标准化	编号：QCC-1
		主管部门：内分泌病房

一、目的
　　规范使用胰岛素笔注射胰岛素操作步骤
二、适用范围
　　内分泌科所有护理人员
三、说明
（一）操作流程

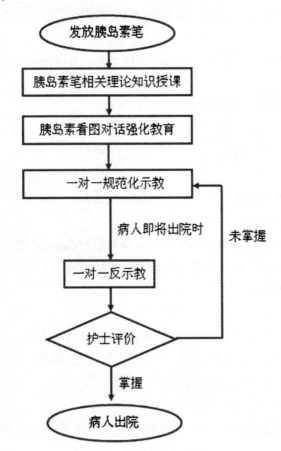

（二）工作内容
1.发放胰岛素笔
遵医嘱发放胰岛素笔、笔用针头、胰岛素，并由护士安装胰岛素笔。
2.胰岛素笔相关理论知识授课
每周二有糖尿病专科护士为使用胰岛素患者进行小组教育。内容包括讲解胰岛素的

续表

相关知识，包括胰岛素来源、胰岛素的分类、胰岛素保存，注射胰岛素患者如何旅行、注射部位选择、注意事项及并发症等。

3.胰岛素看图对话强化教育

（1）使用"胰岛素工具包"以图文并茂的形式为患者讲解使用胰岛素的注意事项。

（2）形象的展示低血糖与胰岛素的相关性。

4.一对一规范化示教

由责任护士使用胰岛素注射模具，以"一对一示教"的形式为患者演示注射胰岛素的技巧。

5.一对一反示教

责任护士示教结束后，由患者以"一对一反示教"的形式进行演习。

6.评价

待患者即将出院时，责任护士评价患者是否掌握胰岛素的注射技巧，评价患者掌握后出院，如果没有掌握，继续以"一对一示教"的形式强化教育。

7.出院

出院时，根据注射胰岛素剂量、剂型的及注射时间的不同，为患者携带"我的胰岛素注射"卡。

四、注意事项

强化教育胰岛素笔用针头注射一次更换一次。

五、附则

（一）实施日期

使用胰岛素笔患者的规范化教育流程于2014年8月1日正式全面实施。

（二）修订依据

若工作流程有变更，则本标准随时纠正。

修订次数：	核定	兰文霞	审核	王晓云	责任人	苏晋芝
修订日期： 年 月 日						
制定日期：2014 年 8 月 1 日						

【标准书拟定的注意事项】

（1）标准化对象的确定要慎重，不是所有品管圈活动中的有效对策都可以标准化，一般而言操作次数较高的、需要量大的、同样的流程由很多人在重复操作的，比较适合作为标准化的对象。

（2）标准的内容一定要围绕工作内容展开，目的明确，不要把不相关的内容纳入标准化。

（3）标准书要具体，不要使用"适当""及时""相应"等模棱两可的字眼，能够量化的尽量用数字进行说明。

（4）绘制流程图要规范，不能过于简单或复杂。

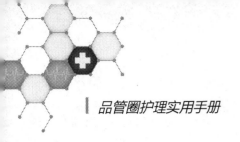

第十节　检讨与改进

检讨与改进就是对品管圈活动实施的每个步骤进行反省与评价，并运用PDCA进行持续的改进与提高。

检讨与改进的必要性及重要性。

一次品管圈活动，不可能解决所有问题，总会有不足的地方，所以非常有必要进行检讨，以找出不足之处，进行改善。只有通过不断地持续质量改善，才能更上一个新台阶。通过检讨与改进，不仅可以明确品管圈活动中存在的新问题或残留的问题，而且可以追踪本次标准化的执行情况，定期检查是否有达到并维持预期的效果。

步骤实施方法

1. 在一轮品管圈活动结束后，进行每一步骤的检讨，发现每个步骤实施中的优缺点，可作为下次活动的参考。

2. 通过检讨后，列出本次品管圈活动结束后的残留问题，以便后续持续追踪改善。

3. 整理出今后品管圈活动的具体计划。

4. 定期追踪标准化措施的遵守情况，定期检查是否有达到并维持预期的效果。

5. 该步骤为 PDCA 循环的 A 步骤，通过此步骤可以为下一次品管圈活动提供参考资料，使得持续质量改善更加有效。

举例

下表是山西省人民医院某品管圈在完成一次品管圈活动后的检讨与改进。

①**活动检讨**

活动项目	经验	教训及今后努力
圈员的确定	新圈员多，对自己的圈能力认识不足	圈员应相对固定
主题选定	圈员能切合实际工作，选出符合自己解决的问题	文献查新能力不够
拟定活动计划表	可以按计划进行	时间分配把握不恰当
现况把握	收集数据时与责护合作愉快	没有掌握好流程图的运用，设计调查问卷时考虑问题不全面。
目标设定	根据公式计算方便	圈员共同努力，实现目标
解析	数据收集较准确	提高分析问题的能力，加强品管工具的学习
对策拟定	对策拟定积极	未充分做到头脑风暴
对策实施与讨论	积极实施对策并考核，有很好效果	需其他科室配合，产生一定难度
效果确认	效果有效，目标达成	是否可长期坚持，继续改善
标准化	细化流程，运用到实际工作中	标准化流程和规范化培训，已纳入考核标准和新护士培训
圈员运作情况	积极性高，自己休息时间积极参加QC活动	圈会形式单一，需多样化
残留问题	希望信息系统完善，各能科室配合各项检查顺利完成	

②**心得感想**

a. 通过本次品管圈活动，圈员们学习了各种品管手法，学会了利用这些方法发现临床中的问题，规范、科学的分析问题，攻克主要问题，使临床护理工作得到改善。

b. 在本次活动中，团队的凝聚力得以加强，患者的满意度得到了提高。

c. 在活动中，每一个圈员充分发挥了个人的能力，增加了圈员的集体荣誉感，对工作的责任心、学习的积极性得到了提高，大家为实现共同目标而积极努力！

【**检讨与改进的注意事项**】

（1）应当切实进行品管圈活动每一步骤的检讨。

（2）检讨与改进要进行品管圈会议，所有意见应当取得全员共识。

（3）切记要避免发表空虚的心得感想，要进行实际而诚恳的检讨，为下次品管圈活动提供参考。

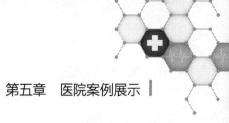

第五章　医院案例展示

第一例　内分泌科——护糖圈

山西省人民医院品管圈活动成果报告书

改善主题：降低糖尿病患者低血糖发生率

活动单位：山西省人民医院内分泌科

活动时间：2014 年 2 月 3 日～2014 年 7 月 31 日

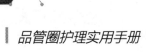

一、圈的介绍

1. 圈的组成

圈名：护糖圈	成立日期：2013 年 2 月 12 日
成员人数：10 人	平均年龄：36 岁
圈长：兰文霞	辅导员：王晓云、任雪飞
所属单位：山西省人民医院	联系电话：134×××× 9699
圈员：兰文霞、苏晋芝、王瑞洁、贺彩玲、王亚丽、张贝贝、武佳、高丽、刘星佳、任继琳	
主要工作：本次活动主要是按照品管圈活动的十大步骤，分析住院的 2 型糖尿病患者发生低血糖的真因，针对性的拟定对策并实施，继而在全院推广，以保障患者安全	
活动时间： 2014 年 2 月 3 日至 2014 年 7 月 31 日	

2. 简介

成员姓名	年龄	职务（或职称）	成员分工情况
王晓云	43 岁	护士长、副主任护师	指导工作
任雪飞	36 岁	神经内科副护士长、主管护师	组织与协调
兰文霞	32 岁	副护士长、护师	组织、培训、幻灯制作
苏晋芝	44 岁	主管护师	会议记录
王瑞洁	44 岁	主管护师	数据收集
贺彩玲	35 岁	主管护师	资料整理
王亚丽	36 岁	护师	原因分析
张贝贝	26 岁	护师	图表制作
武佳	30 岁	护师	整理数据
高丽	26 岁	护师	照片采集
刘星佳	26 岁	护师	资料整理
任继琳	25 岁	护师	数据分析

3. 圈名意义

本圈取名护糖圈，意思是在每位圈员的精心护理及健康指导下，每一位糖尿病患者都能控制好血糖，延缓或减少糖尿病并发症的发生，提高患者的自我管理能力。

4. 圈徽意义

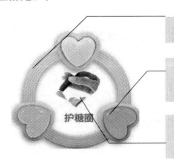

整体图案成圆形，代表一个团队

外围不同颜色的"心形"，代表每一名成员

中间"心形监测血糖"图案，代表用心呵护每一位糖尿病患者

5. 圈活动特点

（1）圈员选拔：自动自发，发扬民主。

（2）圈徽设计：满怀热情，用心管理。

（3）品管过程：集思广益，全面分析。

在本次品管圈活动中，我们以 PDCA 为理论基础，持续改进并提高医疗护理质量。我们通过品管圈活动，以团队的力量按照一定的活动程序，运用科学的工具及各种品管手法找到了低血糖发生的真正原因，并且制定实施了切实可行的措施，从而有效地降低了糖尿病患者低血糖发生率，也使圈员得到了满足感与成就感。

二、主题选定

1. 选题过程

表 5-1-1　主题选定矩阵表

主题评价题目	上级政策	可行性	迫切性	圈能力	总分	顺序	选定
提高住院患者口服药物知晓率	28	34	32	28	122	4	
提高患者饮食结构的合格率	26	36	26	36	124	3	
降低糖尿病患者低血糖的发生率	46	48	48	30	172	1	★
提高护士注射胰岛素的合格率	34	34	34	40	142	2	
评价说明	分数/评价项目	上级政策	可行性	迫切性	圈能力		
	5	常常提醒	高度可行	分秒必争	能自行解决		
	3	偶尔告知	可行	明天再说	需一个单位配合		
	1	没听说过	不可行	半年后再说	需多个单位配合		

注：以评价法进行主题评价，共 10 人参与选题过程。票数分数为 5 分最高，3 分普通，1 分最低，第一顺序为本次活动主题。

2. 本期活动主题

降低住院糖尿病患者低血糖发生率。

3. 衡量指标

低血糖发生率 =（发生低血糖的糖尿病患者人数 / 同期住院糖尿病病人总数）

　　　　　　 × 100%

4. 主题定义

糖尿病：糖尿病 (diabetes mellitus，DM) 是由遗传和环境因素相互作用而引起的一组代谢异常综合征。因胰岛素分泌或作用的缺陷，或者两者同时存在而引起的碳水化合物、蛋白质、脂肪、水和电解质等代谢紊乱。临床以慢性高血糖为共同特征，随着病程延长可出现多系统损害，导致眼、肾、神经、心脏、血管等组织的慢性进行性病变，引起功能缺陷及衰竭。

低血糖：《中国 2 型糖尿病防治指南》指出：对于非糖尿病患者来说，低血糖的标准为 < 2.8mmol/L，而糖尿病患者只要血糖值 ≤ 3.9mmol/L 就属于低血糖。

5. 背景

随着生活模式的改变以及人口的老龄化，糖尿病患者的数量正在逐年增加，严重威胁着人类健康。血糖长期控制不佳的患者，可出现多种并发症，糖尿病慢性并发症目前已经成为糖尿病致残、致死的主要原因。美国糖尿病控制与并发症试验（Diabetes Control and Complications Trial, DCCT）及英国前瞻性糖尿病研究（United Kingdom Prospective Diabetes Study, UKPDS）表明，严格控制血糖，使血糖接近正常可明显减少糖尿病慢性并发症的发生发展 [1、2]。严格控制血糖是减少或延缓糖尿病慢性并发症的关键。然而，DCCT 表明严格的强化降糖治疗同时也增加了严重低血糖事件的发生率 [3]。

低血糖是糖尿病治疗中最常见的不良反应，同时也是控制血糖达标的主要障碍。低血糖可以诱发急性心脑血管事件的发生，引起脑组织死亡，甚至危及生命。正如 Cryer PE 所指出，"一次严重的医源性低血糖或由此诱发的心血管事件，可能会抵消一生维持血糖在正常范围内所带来的益处。"因此，在糖尿病的治疗过程中如何有效的预防低血糖的发生是一个关键环节。

低血糖最主要的危害是中枢神经系统及心血管系统的损害。降糖治疗过程中引发的严重低血糖事件会进一步加重脏器的损害，这就违背了我们治疗的目的 [4]。

（1）低血糖的临床表现

低血糖发作时多以神经精神症状为主要表现，其可因血糖下降的程度及持续的时间和个体对低血糖的反应性、年龄等不同而表现各异。常以代偿性儿茶酚胺大量释放导致交感神经兴奋症状（心悸、出汗、颤抖、饥饿感、紧张、焦虑、软弱无力、面色苍白等）和脑功能障碍（精神不集中、思维和语言迟钝、视物不清、头晕、嗜睡、行为怪异、躁动、幻觉、神志改变、认知障碍、昏迷等）为主要临床表现。如果血糖下降迅速，常表现为交感神经兴奋症状突出；如血糖下降较缓慢，则多以脑功能障碍为主要临床表现。低血糖可以表现为有症状性低血糖，亦可表现为无症状性低血糖 [5]。

（2）低血糖的危害

低血糖是糖尿病的急性并发症之一，1型糖尿病患者中至少有4%死于低血糖[6]。低血糖对糖尿病患者的危害更甚于高血糖，尤其是对于老年病人，其危害更大。当发生低血糖时体内的生长激素、胰高血糖素、肾上腺素以及肾上腺皮质激素均明显增多，导致低血糖后的反应性高血糖，使血糖大幅度波动，不仅加重病情，使治疗更加困难，而且会对机体组织细胞造成损伤，导致脑功能障碍，增加心、脑血管疾病的风险，严重时可危及患者生命。

（3）参考文献

[1] UK Prospective Diabetes Study（UKPDS）Group. Intensive blood-glucose control with sulphonylureas or insulin compared with conventional treatment and risk of complications inpatients with type 2 diabetes（UKPDS 33）[J]. Lancet . 1998, 352:837–853.

[2] Workgroup on Hypoglycemia, American Diabetes Association. Defining and reporting hypoglycemia in diabetes[J]. Diabetes Care，2005，28（5）:1245–1249.

[3] Cryer PE. Defining and Reporting Hypoglycemia in Diabetes：a report from the American Diabetes Association Work-group on Hypoglycemia[J].Diabetes care，2005，28（5）: 1245–1249.

[4]Briscoe VJ，Grifith ML，Davis SN. The role of glimepiride in the

[5] 刘庭惠，郭丽 . 基层医院糖尿病眼病患者低血糖的原因分析及护理对策 [J]. 中国医学创新，2013，09（15）:175－176 .

[6] 王金霞，曾婷 . 糖尿病眼病患者低血糖的原因分析及护理 [J]. 实用临床医药杂志，2013，10（23）:392–393 .

6. 选题理由

目前，研究低血糖发生原因的文献相当多，普遍认为饮食、运动、药物是发生低血糖的主要原因。圈员们查阅大量文献，但仍然没有找出真正的原因，并且对应的措施可行性不强，导致患者的依存性差，低血糖的发生频频出现。因此，我们有必要结合本科室特点进一步探讨糖尿病治疗过程中发生低血糖的真正原因，从而有效地减少甚至避免在临床治疗护理过程中低血糖的发生。

（1）对患者而言，认识低血糖危害，掌握低血糖防治知识与应急措施，提高患者的自我管理水平，同时缩短病人的住院时间，降低病人的住院费用。

（2)对医院而言，内分泌科作为山西省重点建设学科,精湛的治疗、优质的护理、个体化的健康教育，务必将提高病人对医院的满意度和信任度，从而提升医院整体品牌形象。

（3）对科室而言，提高工作效率和质量，增加团队凝聚力，增强相互协作。

三、活动计划表

表 5-1-2　护糖圈活动计划表

活动步骤	负责人	QC手法
主题选定	兰文霞	矩阵图
活动计划拟订	贺彩玲	甘特图
现况把握	王瑞洁	流程图、查检表、柏拉图
目标设定	武佳	柱状图
解析	兰文霞	鱼骨图、查检表
对策拟定	贺彩玲	矩阵图
对策实施与检讨	苏晋芝	查检表、柱状图
效果确认	张贝贝	柱状图、查检表、柏拉图、雷达图
标准化	任继琳	流程图
检讨与改进	刘星佳	矩阵图
成果发表	兰文霞	矩阵图

时间轴（月份/周次）：2014-02、2014-03、2014-04、2014-05、2014-06、2014-07

计划占比：44%、36%、20%、8%

说明：恰逢春节，病人较少，为了收集更多的数据，拟订计划时，延长了现况把握的时间

四、现况把握

1. 现况介绍

目前，我科的糖尿病教育虽然形式多样（小组教育、看图对话教育等），但仍然停留在食物模型展示、讲授、宣传册教育等方面，并且每周只安排一次糖尿病综合知识小组教育，没有专题教育课程安排。由于低年资护士的不断增多，在入科前未经专科规范化培训，专业知识不够全面，与年资高的护士比较，对患者的教育水平有明显差异，使糖尿病患者知识掌握不够全面，成为影响血糖达标的一个因素。由于住院部陪检员对低血糖认识不足，在病人外出检查时，出现低血糖先兆时，往往束手无策。为了防止严重低血糖事件的发生，须对陪检员进行规范化培训并对低血糖处理的应急预案进行演练。

2. 与主题相关的工作流程图

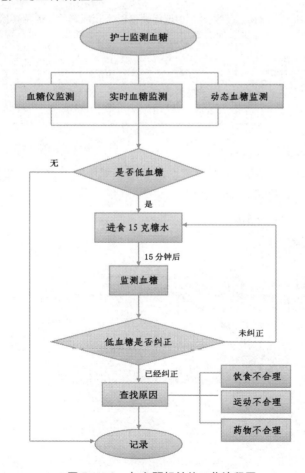

图 5-1-1　与主题相关的工作流程图

3. 数据收集结果分析

根据大量的文献查询，结合本科室的特点制作了查检表粘贴在护理站。在 2014 年 2 月 17 日至 3 月 23 日，对 286 例住院患者均采取每日 8 个时点（空腹、早餐后 2 小时、午餐前、午餐后 2 小时、晚餐前、晚餐后 2 小时、睡前、凌晨 3 点）的血糖监测模式，或是遵医嘱使用动态血糖仪或实施动态血糖仪监测。结果发生低血糖的人次为 54 例，其中 47 例患者采用常规血糖监测模式，7 例患者采用动态血糖仪监测。

（1）查检汇总表

收集了 2014 年 2 月 17 日至 3 月 23 日的查检数据，现将结果统计见表 5-1-3。

表 5-1-3　查检汇总表

开始时间	结束时间	项　目						
		饮食不合理	运动不合理	使用胰岛素笔不规范	口服药物不规范	使用胰岛素泵不规范	其他	合计
2 月 17 日	3 月 23 日	18	16	12	4	2	2	54
合计（例/周）		3.6	3.2	2.4	0.8	0.4	0.4	10.8
累计百分比（%）		33.33	62.96	85.19	92.59	96.30	100	

（2）低血糖发生率

低血糖的发生率 =（发生低血糖的人数 / 同期住院糖尿病病人总数）×100%

$$= 54/286 \times 100\%$$

$$= 19.51\%$$

4. 改善前柏拉图

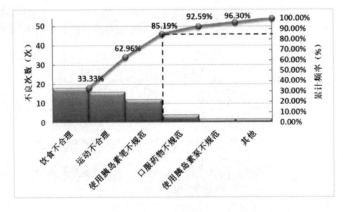

图 5-1-2　低血糖发生人次改善前柏拉图

根据 2 月 17 日～3 月 23 日的查检数据说明，饮食不合理、运动不合理、使用胰岛素笔不规范、口服药物不规范、使用胰岛素泵不规范等是低血糖发生率高的原因。根据 80/20 法则，最主要的原因是饮食不合理、运动不合理、使用胰岛素笔不规范，我们将此作为改善重点。

五、目标设定

1. 目标值设定

低血糖发生率：9.63%

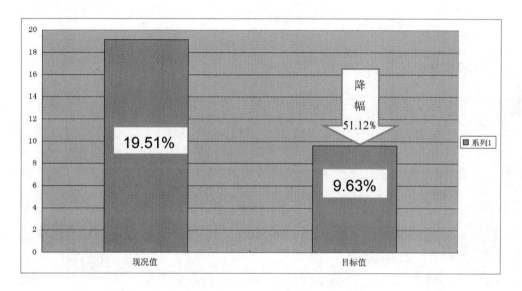

图 5-1-3　低血糖发生率降低目标设定图

2. 设定理由

改善重点：根据改善前柏拉图得到的改善项目的累计百分比为 85.19%。

圈能力：圈能力是每一个成员对自己能力进行的评估而得出 60%。

目标值＝现况值－改善值

　　　＝现况值－（现状值 × 改善重点 × 圈能力）

　　　＝19.51%－（19.51%×85.19%×60%）＝9.63%

表 5-1-4　圈能力评分表

圈能力评分												
降低糖尿病患者低血糖发生率	兰	苏	瑞	张	武	贺	任	高	刘	亚	合计	均分
圈能力	5	3	3	3	3	3	1	3	3	3	30	3

六、解析

1. 原因分析

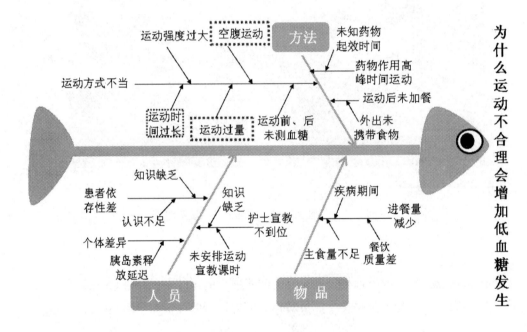

　　▢ 表示圈员投票选出的主要原因

图 5-1-4　解析——特性要因图①

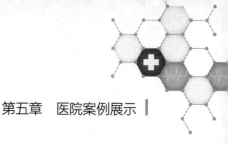

表 5-1-5 饮食不合理会增加患者低血糖发生率高的要因评价表

编号	饮食不合理的原因		圈员打分情况										总分	排名	选定
	中原因	小原因	兰	苏	瑞	张	武	贺	任	高	刘	亚			
1	餐量减少	质量差	3	3	5	3	3	3	3	3	3	3	32	8	
2		分量不足	1	1	1	3	3	1	3	1	1	3	22	13	
3		发烧	1	1	1	3	3	3	3	1	1	3	20	14	
4		胃部分切除术后	1	1	1	3	3	3	3	1	1	3	24	12	
5		胃轻瘫	1	1	1	3	3	1	3	1	1	3	18	15	
6	空腹饮酒	饮食结构不合理	3	3	3	5	3	3	5	3	5	3	36	6	
7	延时进餐	送餐不及时	5	5	5	5	5	3	3	5	5	5	46	2	★
8		未按药物作用时间进餐	3	3	3	5	3	3	3	3	3	5	34	7	

编号	饮食不合理的原因		圈员打分情况										总分	排名	选定
	中原因	小原因	兰	苏	瑞	张	武	贺	任	高	刘	亚			
9	患者依存性差	患者知识缺乏	5	5	5	5	5	3	5	5	5	5	48	1	★
10		饮食习惯改变	3	3	5	3	3	5	3	5	3	5	38	5	
11	护士宣教不到位	责任心不强	1	1	3	3	3	3	3	1	1	3	26	11	
12		未规范化培训	5	3	3	5	3	5	3	5	3	5	40	4	
13	待检时间长	于术禁食	3	3	3	3	3	3	3	3	3	3	30	9	
14		空腹检查	3	5	3	5	3	5	5	3	5	5	42	3	★
15		治疗禁食	3	1	3	3	3	3	3	3	3	3	28	10	

说明：重要为 5 分，一般为 3 分，不重要为 1 分。根据"80/20"原则，选定所有小原因 ×20% 并结合排序，选定排名前 3 的为要因

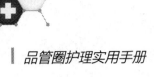

表 5-1-6　运动不合理会增加低血糖发生的要因评价表

编号	运动不合理		圈员打分情况										总分	排名	选定
	中原因	小原因	兰	苏	瑞	张	武	贺	任	高	刘	亚			
1	进餐量减少	质量差	3	3	5	3	3	3	3	3	3	3	32	9	
2		疾病期间	3	5	3	5	3	5	5	3	5	5	42	4	
3		主食量少	1	1	3	3	3	3	3	1	1	3	22	14	
4	运动方式不当	运动过量	5	5	5	3	5	5	3	5	3	5	44	3	★
5		运动前/后未测血糖	1	3	3	3	3	3	3	1	1	3	24	13	
6		强度过大	3	1	3	3	3	3	3	3	3	3	28	11	
7		空腹运动	5	5	5	5	5	3	5	5	5	5	48	1	★
8		时间过长	5	5	5	5	5	3	3	5	5	5	46	2	★
9	药物作用高峰时间运动	未知药物起效时间	3	3	3	3		3	3	5	3	5	34	8	
10	运动后未加餐	外出未携带食物	3	3	5	3	5	3	5	3	5	3	38	6	
11	患者依存性差	知识缺乏	5	3	3	5	3	5	3	5	3	5	40	5	
12		认识不足	3	3	3	5	3	3	5	3	5	3	36	7	
13	个体化差异	胰岛素释放时间延时	3	3	3	3	3	3	3	3	3	3	30	10	
14	护士宣教不到位	未规范化培训	1	1	3	3	3	1	3	1	1	3	20	15	
15		未安排运动宣教课时	3	3	3	3	3	3	3	1	1	3	26	12	

说明：重要为 5 分，一般为 3 分，不重要为 1 分。根据 "80/20" 原则，选定所有小原因 ×20% 并结合排序，选定排名前 3 的为要因

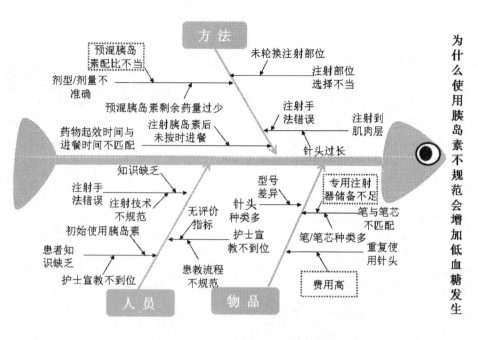

图 5-1-5 解析——特性要因图②

表 5-1-7 使用胰岛素笔不规范增加低血糖发生的要因评价表

编号	使用胰岛素不规范		圈员打分情况										总分	排名	选定
	中原因	小原因	兰	苏	瑞	张	武	贺	任	高	刘	亚			
1	剂型/剂量不准确	预混胰岛素配比不当	5	5	5	5	5	3	5	5	5	5	48	1	★
2		预混胰岛素余药量过少	3	3	3	3	3	3	3	3	3	3	30	9	
3	注射部位选择不当	未轮换注射部位	3	3	3	3	3	3	3	3	1	1	26	11	
4	药物起效时间与进餐时间不匹配	注射胰岛素后未按时进餐	3	3	3	3	3	5	5	5	5	3	40	5	
5	注射到肌肉层	注射手法错误	3	3	3	3	3	5	5	5	5	3	38	6	
6		针头过长	3	3	5	3	3	3	3	3	3	3	32	8	

155

续表

编号	使用胰岛素不规范		圈员打分情况										总分	排名	选定
	中原因	小原因	兰	苏	瑞	张	武	贺	任	高	刘	亚			
7	注射手法错误	知识缺乏	3	3	5	3	5	3	3	3	3	3	34	7	
8		注射技术不规范	5	3	3	5	3	3	5	5	5	5	42	4	
9	患者知识缺乏	初始使用胰岛素	3	3	3	1	3	1	3	1	1	1	20	14	
10		护士宣教不到位	3	3	3	3	3	3	3	3	3	1	28	10	
11	护士宣教不到位	无评价指标	3	3	3	3	3	1	1	1	1	1	20	16	
12		患教流程不规范	3	1	3	3	3	1	3	1	1	1	22	15	
13	针头种类多	型号差异	3	3	3	3	3	1	3	1	1	1	22	13	
14	笔与笔芯不匹配	专用注射器储备不足	3	5	3	5	5	3	5	5	5	5	44	3	★
15		笔/笔芯种类多	3	3	3	3	3	1	3	3	1	1	24	12	
16	重复使用针头	价格贵	5	5	5	3	5	5	3	5	5	5	46	2	★

说明：重要为5分，一般为3分，不重要为1分。根据"80/20"原则，选定所有小原因×20%并结合排序选定排名前3的为要因

通过圈员的投票得出：患者饮食知识缺乏、空腹检查等待时间长、送餐不及时、运动时间过长、空腹运动、运动过量、笔用针头费用高、预混胰岛素配比不当、专用注射器储备不足为糖尿病患者低血糖发生率高的要因。

2. 真因验证

圈成员删除了"针头费用高"这个不可控因素外，对其余8个要因进行了真因验证。

表 5-1-8　真因验证一

真因验证一：　患者饮食知识缺乏	
判定标准	1. 饮食疗法是糖尿病治疗的基础疗法 2. 饮食教育有助于减少糖尿病患者并发症的发生
依据	《中国糖尿病护理与教育指南》《2013 糖尿病医学营养治疗专家共识》
验证结果	真因
验证人	兰文霞
验证时间	2014 年 4 月 1 日 ~ 4 月 13 日

表 5-1-9　真因验证二

要因验证二：　送餐不及时　（n=39 次）		
确认方法	统计营养部送餐员送餐时间：早晨 7:00 ~ 7:30 中午 11:00 ~ 11:30 晚上 17:30 ~ 18:00	
查检项	按时送餐	未按时送餐
次 数	33	6
占 比	84.62%	15.38%
验证结果	非真因	
验证人	兰文霞	
验证时间	2014 年 4 月 1 日 ~ 4 月 13 日	

分析： 经过圈员调查，送餐及时占 84.62%，送餐不及时占 15.38%，经非参数检验，P > 0.05，差异无统计学意义。得出结论：送餐不及时对低血糖的发生无影响。

表 5-1-10　真因验证三

要因验证三：　空腹检查等待时间长	
判定标准	病人因第 2 天要空腹检查进而延迟进食是低血糖发生的原因
依据	赵越超 . 浅析老年糖尿病并发低血糖的原因及护理对策 [J]. 实用糖尿病杂志 [J]，2012，43（24）：98
验证结果	真因
验证人	兰文霞
验证时间	2014 年 4 月 1 日 ~ 4 月 13 日

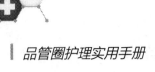

表 5-1-11　真因验证四

要因验证四：运动时间长	
判定标准	运动时间过长是低血糖发生的原因
依据	赵越超.浅析老年糖尿病并发低血糖的原因及护理对策 [J].实用糖尿病杂志 [J]，2012，43（24）：98
验证结果	真因
验证人	武佳
验证时间	2014 年 4 月 1 日~4 月 13 日

表 5-1-12　真因验证五

要因验证五：空腹运动	
判定标准	运动应在餐后 1~2 小时进行，因为此时血糖高，不易发生低血糖
依据	《中国糖尿病护理与教育指南》
验证结果	真因
验证人	武佳
验证时间	2014 年 4 月 1 日~ 4 月 13 日

表 5-1-13　真因验证六

要因验证六：运动过量	
判定标准	糖尿病患者应注意循序渐进、定时定量地来进行，以防发生低血糖
依据	1. 刘向阳，姬秋和.减少糖尿病治疗中的低血糖风险 [J].药物与临床，2014，11（7）：46 2. Ku YH, Han KA, Ahn H, et a1. Resistance exercise did not alterintramuscular adipose tissue but reduced retinol-binding protein-4 concentration in individuals with type 2 diabetes mellitus[J]. J Int Med Res, 2010, 38: 782-791
验证结果	真因
验证人	武佳
验证时间	2014 年 4 月 1 日~ 4 月 13 日

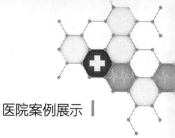

表 5-1-14 真因验证七

要因验证七：预混胰岛素配比不当	
判定标准	注射混合胰岛素时，长短效胰岛素剂量的比例不当，易致夜间低血糖
依据	《中国糖尿病护理与教育指南》
验证结果	真因
验证人	任继琳
验证时间	2014 年 4 月 1 日 ~ 4 月 13 日

表 5-1-15 真因验证八

要因验证八：专用注射器储备不足（n=26 次）		
确认方法	统计每日 12:00 ~ 15:00，18:00 ~ 次日 8:00，专用注射器储备量	
查检项	储备量足	储备量不足
次 数	20	6
占 比	76.92%	23.08%
验证结果	非真因	
验证人	任继琳	
验证时间	2014 年 4 月 1 日 ~ 4 月 13 日	

　　分析：经过圈员的调查，专用注射器储备量足占 76.92%，储备量不足占 23.08%，经非参数检验，$P > 0.05$，差异无统计学意义。得出结论：专用注射器储备量不足对低血糖的发生无影响。

　　通过以上的真因验证结果得出：根据患者饮食知识缺乏、空腹检查等待时间长、运动时间过长、空腹运动、运动过量、预混胰岛素配比不当这 6 个真因拟定对策。

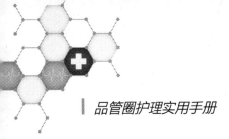

七、对策拟定

表5-1-16 降低糖尿病患者低血糖发生率对策矩阵表

问题	原因分析		对策方案	评价			总分	选定	实施时间	负责人	对策编号
	原因	说明		重要性	可行性	圈能力					
饮食知识缺乏		患者对糖尿病饮食治疗不重视	1. 指导患者改变不良的饮食习惯	38	44	14	96				
			2. 与营养师共同制定个体化饮食方案	30	24	24	78				
			3. 请营养师每周进行糖尿病饮食专题讲座	42	30	48	128	★	5.19~6.1	苏晋芝	对策二
		护士饮食宣教不到位	1. 注射胰岛素前、护士根据餐前血糖情况确定餐量	30	38	24	92				
			2. 责任护士用标准化的餐具或手掌法则教会患者如何确定饮食量	42	46	48	136	★	5.19~6.1	苏晋芝	对策二
饮食不合理	空腹检查等待时间过长	1. 患者延时进餐等时间长 2. 病人有低血糖先兆时，应急措施不到位	1. 提前预约，告知患者检查的时间	46	42	44	132	★	5.19~6.1	苏晋芝	对策二
			2. 与检查室协商，为我科室病人留取前6个号，以减少患者等待时间及缩短延时进餐时间	12	24	24	60				
			3. 嘱患者检查时自备含糖食物	12	30	24	66				
			4. 对陪检人员进行规范化培训	50	44	38	132	★	6.2~6.22	兰文霞	对策三
			5. 空腹等待时间过长时，暂停胰岛素泵	24	30	38	88				
运动不合理	运动时间过长	患者未掌握运动相关知识	安排周四下午带患者学习糖尿病运动操	50	42	38	130	★	5.12~6.1	苏晋芝	对策二
	运动过量	护士宣教不到位	责任护士强化糖尿病运动知识教育	20	18	16	64				
	空腹运动	运动习惯	讲解外出运动的注意事项	42	18	30	90				
使用胰岛素笔不规范	预混胰岛素匹配不当	患者未掌握注射胰岛素技巧	1. 护士加强宣教注射胰岛素的相关知识	38	24	30	92				
			2. 对使用胰岛素笔的患者进行正确的健康教育	42	44	38	124	★	4.21~5.11	王晓云	对策一

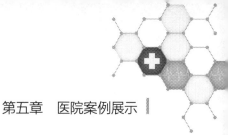

八、对策实施与检讨

表 5-1-17　对策实施与检讨一

对策一	对策名称	对使用胰岛素笔的患者提供正解的健康教育
	主要原因	患者未掌握注射胰岛素技巧

改善前：
- 每星期只安排一次胰岛素知识相关教育课程
- 患者使用的胰岛素笔针头较长，再加上注射手法错误，易注射到肌肉层，加快胰岛素吸收，诱发低血糖
- 病人对重复使用针头所致的危害认识不够
- 患者未掌握注射胰岛素技巧，预混胰岛素未摇匀致配比不当，导致低血糖的发生

对策内容：
- 重新修订以胰岛素教育为主的《糖尿病教育课程表》
- 责任护士以示教、反示教的形式指导患者注射胰岛素
- 以情景模拟的方式，录制规范使用胰岛素的健康教育视频

对策实施：
1. 将修订的《课程表》粘贴于护理站信息栏，以课表内容对使用胰岛素笔的患者进行规范化教育，护士同意后签字
2. 病人住院期间，责任护士以示教的形式为患者注射餐前胰岛素，或是在护士的监管下，患者自行完成注射胰岛素过程，护士给予评价。在出院前 2~3 天，护士以反示教的形式评价患者是否掌握注射技巧，患者掌握后就可以准备出院，如果没有掌握以播放示教视频的方式给患者多次示教，直至患者出院时掌握注射胰岛素技巧（附图见附件四）

负责人：王晓云
实施日期：4.21~5.11
实施地点：内分泌科病房

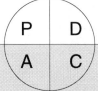

对策处置：
1. 经效果确认该对策为有效对策
2. 以上对策继续实施，并列入标准化操作

对策效果确认：
1. 89% 的患者掌握了《使用胰岛素相关知识》
2. 100% 的出院患者掌握了使用胰岛素笔的方法
3. 使用胰岛素笔致低血糖的发生次数由改善前 2.4 例 / 周降至改善后 0.75 例 / 周

表 5-1-18　对策实施与检讨二

对策二	对策名称	加强对患者的健康教育
	主要原因	患者对饮食 / 运动认知程度不够

<table>
<tr><td>

改善前:
- 护士使用传统的饮食宣教方法,致患者对饮食疗法的依从性差
- 护士未结合患者个体差异制定饮食 / 运动方案
- 患者对低血糖认识不足

对策内容:
- 成立"糖尿病教育管理小组"
- 制定个体化的糖尿病饮食食谱
- 用标准化的餐具或手掌法则教会患者如何确定饮食量
- 安排糖尿病患者运动体验课
- 空腹检查提前预约
- 护士注射胰岛素前,须确定用餐量
- 佩戴动态血糖仪

</td><td>

对策实施:
1. 向院方申请,对特殊的糖尿病患者(行动不便、心理障碍等)进行个体化指导,成立"糖尿病管理小组",并由营养师在每周一下午授课
2. 责任护士与营养师根据患者所需的总热量,用标准化餐具或手掌法则教会患者如何确定餐量,包括主食量、油量、盐量等
3. 在每周三下午组织活动能力不受限制的患者学习糖尿病运动体验课
4. 空腹检查前一天下午告知检查注意事项,减少患者等待和延时进餐时间
5. 对低血糖的高危人群,佩戴动态血糖仪,根据动态血糖图调整治疗方案、饮食方案和运动方案

负责人:苏晋芝
实施日期:5.12~6.1
实施地点:内分泌科病房

</td></tr>
<tr><td colspan="2">

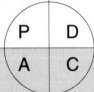

</td></tr>
<tr><td>

对策处置:
1. 经效果确认该对策为有效对策
2. 以上对策继续实施,并列入标准化操作

</td><td>

对策效果确认:
1. 对特殊人群实施个体化教育后,低血糖发生率为 0
2. 用标准化餐具或手掌法则实施教育后,患者饮食的依从性明显提高
3. 通过佩戴动态血糖仪调整方案,低血糖发生率降为 1.8%
4. 经加强教育后,饮食 / 运动致低血糖发生数由改善前 6.8 例 / 周降至改善后 3 例 / 周

</td></tr>
</table>

表 5-1-19　对策实施与检讨三

对策三	对策名称	制定糖尿病病人的陪检流程
	主要原因	陪检员对低血糖风险意识差

改善前：
- 未对检查的患者进行强化教育，致病人检查前空腹等待时间长
- 陪检员对低血糖风险意识差
- 糖尿病病人有低血糖先兆时，陪检员未能及时处理

对策内容：
- 规范陪检员的工作流程，对陪检员进行规范化培训
- 自制低血糖急救包,便捷的处理低血糖,以防严重低血糖事件发生

对策实施：
1. 制定陪检员的工作流程，并对陪检员进行规范化培训，内容包括：低血糖的相关知识、低血糖的应急预案的演练，培训合格后方可上岗
2. 自制低血糖急救包（见附件四），里面装有：塑封装的 50% 的葡萄糖 5 支、棉棒、血糖仪、酒精等，糖尿病病人外出检查时由陪检员携带

　负责人：兰文霞
　实施日期：6.2 ~6.22
　实施地点：内分泌科病房

P　D
A　C

对策处置：
1. 经效果确认该对策为有效对策
2. 以上对策继续实施，并列入标准化操作

对策效果确认：
1. 低血糖急救包的应用，避免了 2 例严重低血糖事件的发生
2. 经对陪检员规范化培训后，低血糖发生率由改善前 19.5% 下降至改善后 6.24%

九、效果确认

1. 有形成果

（1）改善前、改善后低血糖发生率数据

表 5-1-20　改善前后低血糖发生率

项目	改善前	改善后
查检日期	2 月 17 日 ~3 月 23 日	6 月 9 日 ~7 月 6 日
结果	19.5%	6.24%

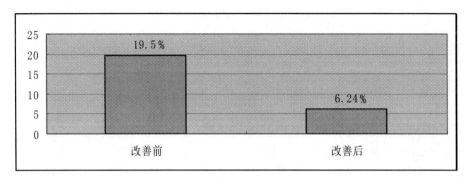

图 5-1-6　改善前后低血糖发生率（%）比较图

（2）改善后数据收集

6月9日~7月6日住院糖尿病患者292例，现统计结果如下表：

表 5-1-21　查检汇总表

开始时间	结束时间	项目						
		饮食不合理	运动不合理	使用胰岛素笔不规范	口服药物不规范	使用胰岛素泵不规范	其他	合计
6月9日	7月6日	8	4	3	2	1	1	19
合计（例/周）		2	1	0.75	0.50	0.25	0.25	4.75
累计百分比（%）		41.04	63.16	78.95	89.47	94.74	100	

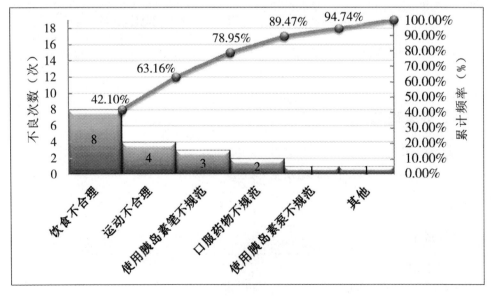

图 5-1-7　低血糖发生人次改善后柏拉图

（3）改善前后柏拉图对比

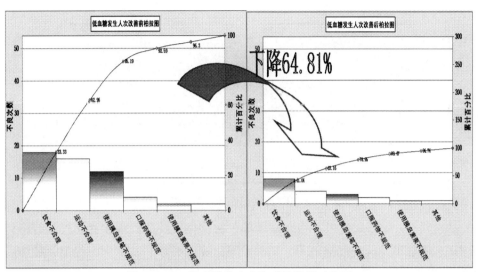

图 5-1-8 低血糖发生人次改善前后对比图

（4）改善前后平均住院日的对比

表 5-1-22 改善前后平均住院日对比表

项目	改善前	改善后
查检日期	2月17日~3月31日	6月23日~7月6日
教育天数	11.31 天	10.08 天
结果	下降了 1.23 天	

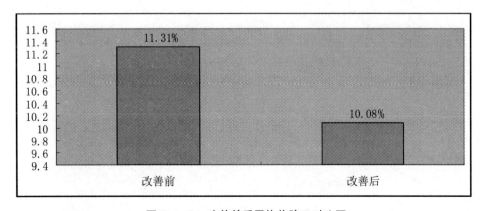

图 5-1-9 改善前后平均住院日对比图

（5）改善前后附加效益对比

① 患者满意度

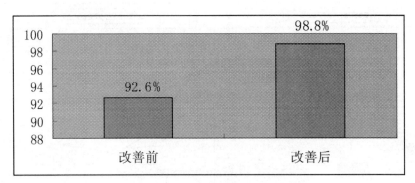

图 5-1-10　改善前后患者满意度对比图

经过对"2型糖尿病患者临床指导单"的优化，及"健康教育课表"的修订，糖尿病患者血糖达标时间缩短了，同时平均住院日下降了 1.23 天。经电话随访后，患者的满意度提高了。

② 经济成本核算

改善前糖尿病患者低血糖的发生例数为 10.8 例/周，改善后低血糖的发生例数为 4.75 例/周，需要处理一例低血糖所需的塑封装的葡萄糖费用 3.3 元，得出：

（10.8-4.75）×3.3=20 元，即在处理低血糖所需葡萄糖费用每周减少了 20 元。

③ 时间成本核算

改善前糖尿病患者低血糖的发生例数为 10.8 例/周，改善后低血糖的发生例数为 4.75 例/周，处理一例低血糖患者，护士需耗时 30 分钟，得出：

（10.8-4.75）×30=182 分钟，即在处理低血糖时间每周减少了 182 分钟，合计 3 小时。

（6）目标达成率

目标达成率 =（改善后 - 改善前）/（目标值 - 改善前）×100%
　　　　　 =（6.24-19.5）/(9.63-19.5)×100%
　　　　　 = 134.35%

（7）进步率

进步率 = [（改善后 - 改善前）/ 改善前]×100%
　　　 = [（6.24-19.5）/19.5]×100%
　　　 = 68%

（8）推广

① 为了使全院兄弟科室的糖尿病患者享受到同质化护理，我们成立了"糖尿病护理管理联络组"，同时建立了微信群，由联络员负责科室糖尿病患者的健康教育。

② 以情景模拟的方式，将自拍的"规范使用胰岛素健康教育"视频在我院推广，使全院的护理人员及糖尿病患者掌握使用胰岛素技巧。

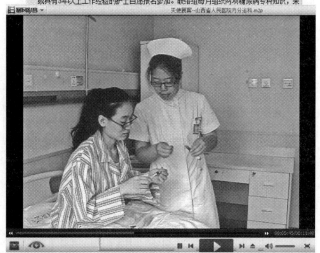

表5-1-23 品管圈实施前后圈员进步对比表

编号	评价项目	活动前		活动后		活动成长	趋势
		合计	平均	合计	平均		↑
1	解决问题的能力	26	2.6	40	4.0	1.4	↑
2	责任心	30	3.0	42	4.2	1.2	↑
3	沟通协调能力	28	2.8	44	4.4	1.6	↑
4	自信心	22	2.2	36	3.6	1.4	↑
5	团队精神	26	2.6	44	4.4	1.8	↑
6	积极性	20	2.0	34	3.4	1.4	↑
7	品管手法	14	1.4	26	2.6	1.2	↑
8	和谐度	26	2.6	36	3.6	1.0	↑
由10名圈员参与评分，每项以5、3、1打分							

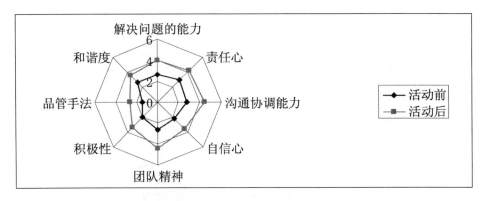

图 5-1-11　活动前后雷达图

十、标准化

表 5-1-24　胰岛素笔患者的规范化流程表

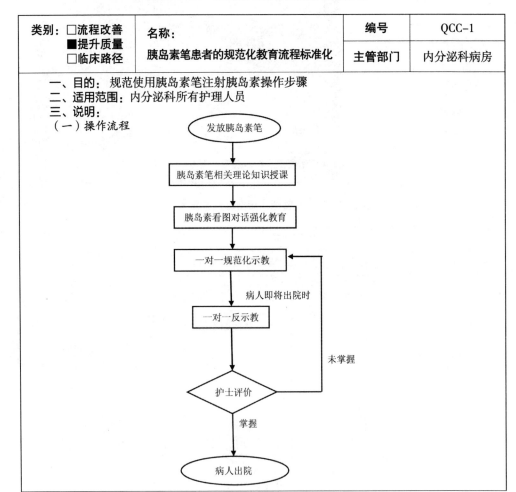

类别：□流程改善 ■提升质量 □临床路径	名称： **胰岛素笔患者的规范化教育流程标准化**	编号	QCC-1
		主管部门	内分泌科病房

一、目的：规范使用胰岛素笔注射胰岛素操作步骤
二、适用范围：内分泌科所有护理人员
三、说明：
（一）操作流程

续表

（二）内容：胰岛素笔患者的规范化教育流程内容说明

1. 发放胰岛素笔

遵医嘱发放胰岛素笔、笔用针头、胰岛素，并由护士安装胰岛素笔。

2. 胰岛素笔相关理论知识授课

每周二有糖尿病专科护士为使用胰岛素进行小组教育。内容包括讲解胰岛素的相关知识，包括胰岛素来源、胰岛素的分类、胰岛素的保存，注射胰岛素患者如何履行，注射的部位、注意事项及并发症等。

3. 胰岛素看图对话强化教育

（1）使用"胰岛素工具包"，以图文并茂的形式为患者讲解胰岛素使用的注意事项。

（2）形象的展示低血糖与胰岛素的相关性。

4. 一对一规范化示教

由责任护士提供胰岛素注射模具，以"一对一示教"的形式为患者演示注射胰岛素的技巧。

5. 一对一反示教

责任护士示教结束后，由患者以"一对一反示教"的形式进行演习。

6. 评价

待患者即将出院时,责任护士评价患者是否掌握胰岛素的注射技巧,评价患者掌握后出院。如果没有掌握，继续以"一对一示教"的形式强化教育。

7. 出院

出院时，根据胰岛素剂量、剂型的及注射时间的不同，为患者携带"我的胰岛素注射"卡。

四、注意事项

强化教育胰岛素笔用针头注射一次后，立即更换一次。

五、附则

1. 实施日期

使用胰岛素笔患者的规范化教育流程于 2014 年 8 月 1 日正式全面实施。

2. 修订依据

若工作流程有变更，则本标准随时更正。

修订次数		核定	兰文霞	审核	王晓云	责任人	苏晋芝
修订日期							
制定日期	2014 年 8 月 1 日						

表 5-1-25　陪检糖尿病病人做检查流程表

类别：□流程改善 ■提升质量 □临床路径	名　称：陪检糖尿病病人做检查流程标准化	编号	QCC-3
		主管部门	内分泌科病房

一、目的：规范陪检流程，提高陪检员对低血糖风险的认识，掌握低血糖的应急预案

二、适用范围：住院部陪检员

三、说明

（一）操作流程

陪检糖尿病病人做检查的流程

续表

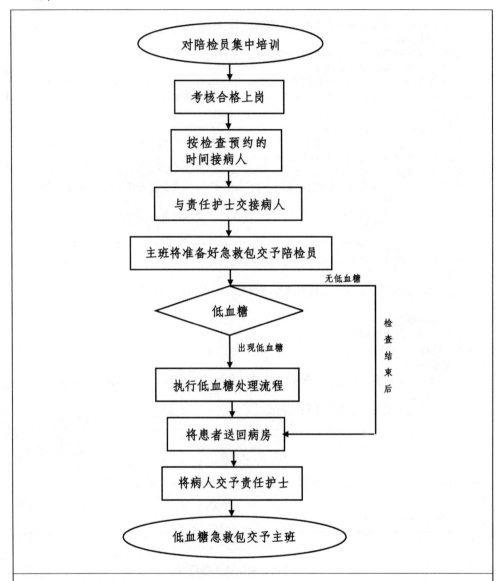

（二）内容

1. 对陪检员集中培训

（1）对陪检员理论授课，讲解低血糖的相关知识（低血糖定义、分类、症状、应急预案等）。

（2）现场规范化培训血糖监测的操作标准及流程。

（3）制定低血糖案例，现场演练低血糖的应急预案。

2. 考核合格后上岗

对陪检员进行理论知识、临床实践技能考核，理论成绩达 80 分以上，操作实践能力达 90 分以上为考核合格。

3. 按检查预约时间接病人

陪检员按检查预约的时间提前二十分钟进病房接病人。

续表

4. 与责任护士交接病人	

4. 与责任护士交接病人
包括病情、检查所需药物及物品，必要时暂停胰岛素泵。
5. 主班将准备好急救包交予陪检员
主班护士检查急救包物品齐全后，交予陪检员。
6. 低血糖
7. 如果检查过程中出现低血糖先兆，陪检员按照低血糖的处理流程纠正低血糖，并及时通知病房。等待病情稳定后，将患者送回病房。
8. 若没有出现低血糖，检查结束后将患者送回病房。
9. 与责任护士交接病人
10. 低血糖急救包交予主班
主班护士检查急救包，保证急救包物品齐全并处于备用状态，并做好急救包内血糖仪质控。
四、附则
1. 实施日期
新护士规范化培训标准化 2014 年 8 月 1 日正式全面实施。
2. 修订依据
若工作流程有变更，则本标准随时更正。

修订次数		核定	王瑞洁	审核	王晓云	责任人	兰文霞
修订日期							
制定日期	2014 年 8 月 1 日						

十一、检讨与改进

1. 活动检讨

表 5-1-26 活动检讨书

项目	优点	今后努力的方向
主题选定	积极思考，发现主题范围广泛，能选出较为重要的需改善的主题	日后希望挑战增进效率及以患者满意为基础的主题
现况把握	制作适宜的查检表，收集客观正确的数据并加以分析，把握改善重点	应将查检项目再广泛些，增加经济指标项目
目标设定	目标值设定具体明确，能让圈员共同发挥集体的智慧	继续保持，并相信自己的改善能力
解析	能对要因进行真因查检，保证解析过程把握重点	应用头脑风暴法分析原因，继续保持
对策实施	集思广益，从不同角度去拟定对策，以最经济有效的方法达到效果	今后更严格保持各项对策的实施，保证对策的持久有效
效果确认	能以数据来说明获得实际改善的结果	确保改善结果的持续性
标准化	将日常护理工作标准化，其对策可改善全院的共性问题，具有推广性	每项标准不断的 PDCA，使之更简易可行

2.心得感想

（1）通过本次品管圈活动，圈员们学习了各种品管手法，学会了利用这些方法发现临床中的问题，规范、科学的分析问题，抓住攻克主要问题，使临床护理工作得到改善。

（2）在本次活动中，团队的凝聚力得以加强，患者的满意度得到了提高。

（3）在活动中，每一个圈员充分发挥了个人的能力，增加了圈员的集体荣誉感，提高了对工作的责任心与学习的积极性，大家为实现共同目标而积极努力！

十二、下一期主题选定

表 5-1-27　下期活动主题选定矩阵表

主题评价题目	上级政策	可行性	迫切性	圈能力	总分	顺序	选定
提高住院患者口服药物知晓率	28	34	32	28	122	4	
提高患者饮食结构的合格率	26	36	26	36	124	3	
降低糖尿病患者低血糖的发生率	46	48	48	30	172	1	
提高护士注射胰岛素的合格率	34	34	34	40	142	2	★

评价说明	分数 / 评价项目	上级政策	可行性	迫切性	圈能力
	5	常常提醒	高度可行	分秒必争	能自行解决
	3	偶尔告知	可行	明天再说	需一个单位配合
	1	没听说过	不可行	半年后再说	需多个单位配合

【专家点评】

该圈问题背景明确，主题具有高度与深度，流程图制作规范，分析客观原因，要因分析准确，对策实施规范有效。不足之处在于真因验证环节过于简单，只有依据与标准，没有进行二次查检，体现"三现原则"，需根据要因进行查检后，参照标准判定是否有差距。

第二例 妇科——巾帼圈

品管圈（QCC）活动成果报告书

圈　名：巾帼圈

改善主题：降低病房检验标本回退率
活动类别：☑护理 □医疗 □医技 □行政后勤
所属医院：山西省人民医院
医院级别：三级甲等
活动时间：2014.03~2014.09

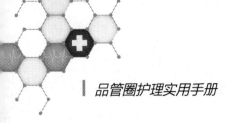
上期活动追踪结果

1. 品管圈活动名称：降低静脉留置针使用的非计划性拔管率

2. 主题选取原因

静脉输液是护理工作中重要的手段之一。静脉留置针应用在输液中具有重复穿刺率低、痛苦小、护理工作效率高等诸多优点，因而取代了头皮针，成为临床输液的重要工具。在临床静脉输液工作中，我科的现况是：患者术后补液量大，静脉留置针在使用过程中液体渗漏较多，穿刺局部红肿疼痛易发生静脉炎，静脉留置针留置时间往往不足 48 小时，如果输液一次即拔除会给患者带来较大的经济负担，但如果不及时拔除又会给患者带来痛苦。因此，在保证患者安全、舒适的前提下，尽可能地延长静脉留置针的留置时间,降低非计划性拔管率是当前一个急需解决的问题。

3. 目标值设定

$$目标值 = 现况值 - 改善值$$

$$= 现况值 - （现况值 \times 改善重点 \times 圈能力）$$

$$= 75.7\% - （75.7\% \times 81.1\% \times 75\%）$$

$$= 29.7\%$$

4. 效果确认

$$目标达成率 = （改善后 - 改善前）/（目标值 - 改善前）\times 100\%$$

$$= （38.6\% - 75.7\%）/（29.7\% - 75.7\%）\times 100\%$$

$$= 80.7\%$$

5. 效果维持情形

经品管圈活动改善后，我科"静脉留置针非计划性拔管率"降低效果良好，效果维持情况汇总如下（每半年监测一次，选取对象为监测当月前 70 例静脉留置针使用情况）：

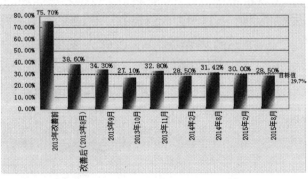

图 5-2-1　妇科静脉留置针非计划性拔管率统计

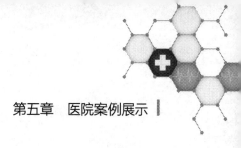

巾帼圈第二期品管圈活动报告书

降低病房检验标本回退率

2014年3月～2014年9月

山西省人民医院

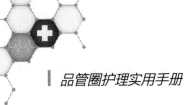

一、圈的介绍

1. 圈的组成

圈名：巾帼圈	成立日期：2013 年 2 月 23 日
圈长：李静萍	辅导员：兰文霞
所属单位：山西省人民医院妇科	
圈员：李静萍、温林香、王蕊红、曹亭梅、郭真、郭亚丽、邰婕、贺誉诗、李婷、田丽君、王永丽、李玲	
活动时间：2014 年 3 月～9 月	

 圈员简介

职务	姓名	年龄(岁)	学历	职称	分工
圈长	李静萍	42	本科	副主任护师	计划、领导、组织、培训
圈员	温林香	43	本科	主管护师	设计、调查、制定对策
	王蕊红	32	本科	主管护师	组织、培训、幻灯制作
	邰婕	25	本科	护士	原因分析、记录、整理
	曹亭梅	33	本科	护师	数据收集
	郭真	29	本科	护师	原因分析、对策实施
	李婷	25	本科	护师	原因分析、真因验证
	贺誉诗	25	专科	护士	文字整理
	田丽君	26	本科	护师	数据统计
	李玲	24	本科	护士	数据统计
	王永丽	24	本科	护士	整理、交流
	郭亚丽	25	本科	护师	拟定计划、对策实施
	平均	29.4			

圈活动特点

全体合作，集思广益，积极参与，共同进步

√ 尊重圈员意愿，营造积极愉快的工作环境。

√ 鼓励圈员积极发言和表达想法，给予圈员充分的自由。

√ 明确目标，在发挥头脑风暴的同时保证圈活动的走向正确。

√ 以提升医疗护理服务质量为目的开展活动。

√ 注重培养圈员之间的协作精神。

2. 圈名意义

巾帼原是古时的一种头巾似的头饰，如今已是对妇女的一种尊称。妇科住院患者全部为女性，需要更多的关心和帮助，我科护理人员也全为女性，取名巾帼圈，希望在活动中完善自我，提升自我，超越自我，促进女性患者健康的同时，也为护理质量改进不断增添生机与活力。

3. 圈徽意义

粉红色的圆圈代表女性的温柔和善良以及对患者的悉心呵护

中心的依米花是一朵神奇的"沙漠之花"，代表坚韧不拔的意志

用我们的爱心、耐心和责任心换取您的安心！

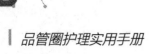

二、主题选定

1. 选题过程

表 5-2-1　主题选定矩阵表

题目（问题点）	领导的重视程度	重要性	本期达成性	圈能力	总分	顺序	选定
降低库房物品管理消耗率	16	26	28	28	98	4	
降低病房检验标本回退率	46	38	24	54	162	1	★
提高出院患者宣教及时率	36	32	20	32	120	3	
提高患者检查单及时回报率	44	44	36	14	138	2	

打分说明:

	领导的重视程度	重要性	本期达成性	圈能力
1分	没听过	半年后解决	不能达成	需多个部门合作
3分	偶尔告知	下次解决	较难达成	需一个部门合作
5分	常常提醒	尽快解决	能达成	自行解决

　　根据领导的重视程度、重要性、本期达成性、圈能力等4项内容进行评价,采用"5、3、1"打分方法选出最高分,采用品管圈选题活动矩阵表,最终确定了本次活动的主题:降低病房检验标本回退率。

2. 本次活动主题

降低病房检验标本回退率。

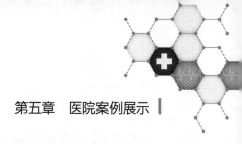

3. 名词定义及衡量指标

名词定义

标本回退是指标本送检过程中出现问题，包括标本采集的时间、器具、方法以及存放和运送等未按照标准完成，而被检验部门退回需重新处理送检。

衡量指标

回退率 (%)= 各项标本回退数量／监测期间送检标本总量 ×100%

4. 选题理由

选题背景

临床检验是为临床提供诊断及治疗效果的依据，因此临床检验结果直接关系到患者诊断和治疗的准确性和有效性。而检验结果直接受临床标本的影响，标本的正确采集和运送直接关系到检验的正误，因此在标本采集、送检和保存等各个流程及环节都要规范操作、严格控制，这些均是确保实验结果准确可靠的前提[1]。目前，国外检验标本不合格率为 0.13% ~ 0.699%，国内最大可达 10.06%[2]。没有合格的检验标本，即使有最先进的设备和最好的试剂，也无法获得准确的结果。检验标本的质量是获得实验室真实数据的保证[3]。有文献报道，在实验误差中，分析前误差占70%，其中 65% 与临床护理工作有关[4]。

在我科实际工作中，也常常出现检验标本不合格而导致标本被检验部门退回或需重新采集。根据住院部统计结果，我科 2013 年 10 月至 2014 年 2 月检验标本回退率为 3.15% ~ 3.73%。检验标本回退不但给患者造成痛苦，严重干扰了护士的正常工作，增加了科室不必要的经济支出，还导致检验结果不准确，不能及时回报，甚至因此引起医患纠纷。

综上所述，降低检验标本的回退率，保证各项化验标本及时送检，是一个亟待解决的问题。

主题选定理由

（1）患者方面

降低检验标本的回退率，可以保证治疗的及时进行，也可以减少再次采集标本带给患者的痛苦和恐惧感。

（2）医院方面

降低检验标本的回退率，可以减少不必要的人员浪费，也可以降低成本，提高患者对医院的满意度和信赖度[5]。

（3）护士方面

降低检验标本的回退率，可以减轻护士工作量，提高工作效率，减少因患者抱怨带来的负面情绪，提高团队的融洽和谐度，创造良好的工作氛围[6]。

参考文献

1. 王平，万广伟.临床检验标本正确采集和运送的重要性 [J].中国社区医师（医学专业），2009，11（223）:154.

2. 周丽萌.品管圈活动在检验标本分析前质量控制中的应用 [D].太原：山西医科大学，2013:2.

3. 周原，李洪艳，张云.住院患者检验标本不合格的原因分析及对策 [J].护理管理杂志，2010，10（7）：479.

4. 李春燕，杨磊.临床检验标本分析前阶段护理质量控制 [J].中国护理管理,2011,11(2):10.

5. 蒋丽莉，贾丽华.品管圈活动在降低急诊检验血标本退检次数中的应用效果 [J].中国乡村医药，2014，21（5）：21.

6. 詹超然，操良会.分析前不合格检验标本原因分析及处理 [J].检验医学与临床，2007，4（7）：627.

三、活动计划拟定

表5-2-2　主题选定矩阵表

项目	责任人	地点	品管手法	甘特图（2014.03–2014.09）
主题选定	李	护理站	优先次序矩阵	36%
活动计划拟定	亚	护理站	甘特图	
现状把握	亚	护理站	查检表、柏拉图、流程图	
目标设定	郁	护理站	柱状图	
解析	郁	护士值班室	查检表、特性要因图、柏拉图	32%
对策拟定	温	护理站	对策拟定评分表 80/20法则	
对策实施与检讨	亚	护理站、医办室	查检表、柱状图、推移图、PDCA循环	18%
效果确认	婷	护士值班室	柱状图、查检表、柏拉图、雷达图	14%
标准化	郁	医办室、护理部	流程图	
检讨与改进	李	护理站	PDCA循环	
成果发布	郁	会议中心		

时间进度表头：2014.03（3、4）、2014.04（1、2、3、4、5）、2014.05（1、2、3、4）、2014.06（1、2、3、4）、2014.07（1、2、3、4、5）、2014.08（1、2、3、4）、2014.09（1、2、3、4）

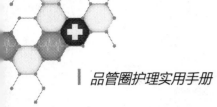

四、现况把握

1. 与主题相关的工作流程图

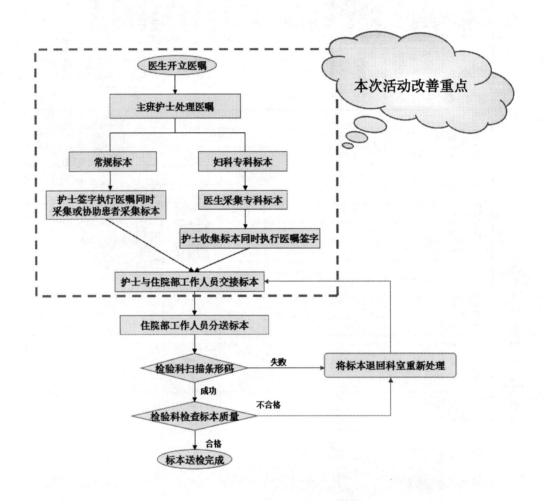

图 5-2-2　与主题相关的工作流程图

备注：

妇科专科标本指阴道分泌物涂片、LPT、TCT、HPV 等妇科特有的检验项目。

除妇科特有检验项目外均称为常规标本，如：血、尿、便常规，生化，凝血系列，肿瘤标记物等。

2.查检表——数据收集结果分析

表 5-2-3　巾帼圈第二期品管圈活动查检表

日期 \ 项目	静脉血标本不合格	小便标本不合格	大便标本不合格	痰标本不合格	专科标本不合格	动脉血标本不合格	其他

查检地点：妇科护理站

圈员结合本科室的特点制作了如上所示的查检表。在现况调查过程中，对 2014 年 4 月 1 日至 2014 年 4 月 30 日送检的 1773 件检验标本进行统计，护士详细记录了被退回标本的情况，最后统计结果如下：

表 5-2-4　查检汇总表 1

标本被退回原因	件数	百分比	累积百分率
尿标本不合格	23	37.70%	37.70%
静脉血标本不合格	15	24.60%	62.30%
专科标本不合格	9	14.80%	77.10%
大便标本不合格	8	13.06%	90.70%
痰标本不合格	2	3.28%	93.50%
动脉血标本不合格	2	3.28%	96.72%
其他	2	3.28%	100%
合计	61	100%	

$$检验标本回退率（\%）= 各项标本回退数量 / 送检标本总量 \times 100\%$$
$$= 61 \ / \ 1773 \times 100\%$$
$$= 3.44\%$$

3. 改善前柏拉图

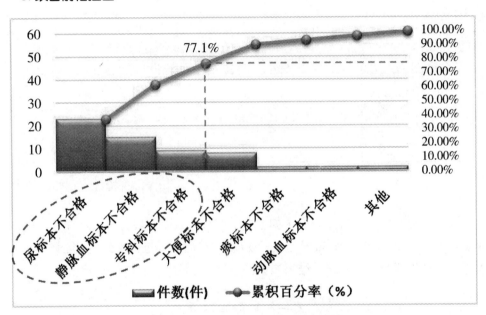

图 5-2-3　影响检验标本退回因素柏拉图

4. 结论

根据 80/20 法则，本次品管圈活动的改善重点问题是：

（1）尿标本不合格。

（2）静脉血标本不合格。

（3）专科标本不合格。

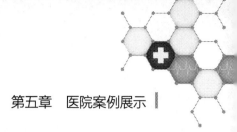

五、设定目标

1. 目标值设定

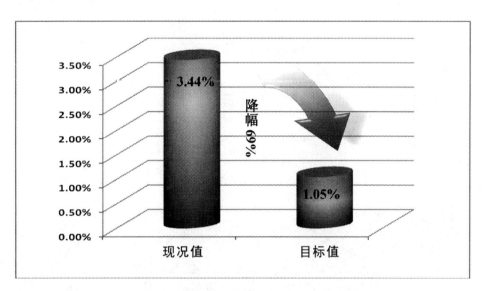

图 5-2-4　目标值设定

2. 目标值设定理由

$$目标值 = 现况值 - 改善值$$
$$= 现况值 - （现况值 \times 改善重点 \times 圈能力）$$
$$= 3.44\% - （3.44\% \times 77.1\% \times 90\%）$$
$$= 1.05\%$$

圈能力计算为主题选定打分时圈能力总分 54/（12×5），得出圈能力为 90%。

表 5-2-5　圈能力打分表

姓名	李	王	郜	田	温	贺	婷	亚	永	玲	真	曹	合计
打分	3	3	5	5	5	3	5	5	5	5	5	5	54
圈能力计算 =54/（12×5）×100%=90%													

六、问题分析

1. 原因分析

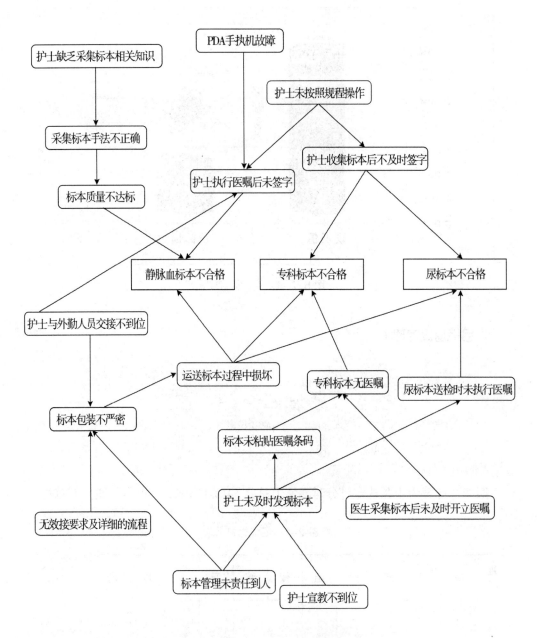

图 5-2-5 病修检验标本回追原因分析（亲和图）

2. 真因查检

表 5-2-6 真因查检表一

要因验证 1：无详细交接流程	
判定标准	在交接制度中指出，科室有检验标本的交接详细流程
现场调查	经查阅，科室无检验标本交接详细流程
验证结果	真因
验证人	王蕊红
验证时间	2014.05.04 ~ 2014.05.18

表 5-2-7 真因查检表二

要因验证 2：护士未按照规程进行操作	
判定标准	护士静脉采血须按照操作标准进行
现场调查	抽查 14 名护士静脉采血操作，未严格按规程操作总数 9 次，不规范率达 64.3%
验证结果	真因
验证人	李静萍
验证时间	2014.05.04 ~ 2014.05.18

表 5-2-8 真因查检表三

要因验证 3：护士缺乏标本采集相关知识	
判定标准	科室须定期对护士进行静脉采血技能的规范化培训，技能考核合格率达 90% 以上
现场调查	对全科 17 名护士进行采血技能考核，考核成绩不合格率为 67%
验证结果	真因
验证人	李静萍
验证时间	2014.05.04 ~ 2014.05.18

表 5-2-9 真因查检表四

要因验证 4：护士宣教不到位	
判定标准	护士在协助患者留取检验标本前，应完成相关的健康教育，患者的知晓率达 90% 以上
现场调查	对 54 名已健康教育的患者后进行评价，有 32 名患者知晓，知晓率 59.26%
验证结果	真因
验证人	郜婕
验证时间	2014.05.04 ~ 2014.05.18

表 5-2-10　真因查检表五

要因验证 5：标本管理未责任到人	
判定标准	责任护士专管患者检验标本的宣教、留取、送检等流程，并与外勤人员检验标本交接执行率达 90% 以上
现状调查	查检护士与外勤人员标本交接共 38 次，其中 28 次由责任护士与外勤人员交接，10 次由主班与外勤人员交接，执行率为 73.68%
验证结果	真因
验证人	郜婕
验证时间	2014.05.04 ~ 2014.05.18

表 5-2-11　真因查检表六

要因验证 6：护士 PDA 使用不当		
确认方法	统计未执行医嘱被退回的例数并进行分析（现场调查）	
查检项目	护士正确使用 PDA	护士使用 PDA 不当
次数	21	2
占比	91.3%	8.7%
验证结果	非真因	
验证人	李婷	
验证时间	2014.05.19	

表 5-2-12　真因查检表七

要因验证 7：医生采集专科标本未及时开立医嘱	
确认标准	医生在采集专科标本后，应及时开立医嘱，执行率为 100%
现场调查	医生采集专科标本 15 次，未开立医嘱的有 8 次，执行率为 53.33%
验证结果	真因
验证人	李婷
验证时间	2014.05.19

通过以上的真因验证得出：无交接流程、护士未按照规程进行操作、护士缺乏标本采集相关知识、护士宣教不到位、标本管理未责任到个人、医生采集专科标本但未及时开立医嘱是导致检验标本回退的真正原因。

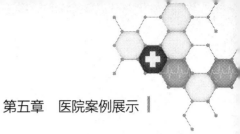

七、对策

表 5-2-13 降低检验标本回退率对策矩阵表

| 真因分析 | | 对策方案 | 评价 | | | 总分 | 投案人 | 采纳 | 实施地点 | 实施时间 | 负责人 | 对策编号 |
真 因	说明		重要性	可行性	圈能力							
标本管理未责任到人	执行医嘱签字责任人不明确	明确执行医嘱签字责任人	48	58	56	162	李	☆		6.1~6.14	李	对策一
	对交接标本人员无职责要求	制定交接标本人员的职责要求	28	60	24	112	王					
	无专人管理标本	处置班护士专人查检	28	60	24	112	永					
		定时巡查标本存放容器	32	56	36	124	永					
护士缺乏采集标本相关知识	护士标本采集基础知识不足	学习检验科发放的标本采集手册、加强操作规范化培训	56	58	60	174	王	☆		6.1~6.14	温	对策三
	不重视新知识的获取	加强与检验科沟通、联系	44	38	36	118	贺					
护士未按照规程操作	对科室规章不熟悉	加强对规章制度的培训和考核	40	38	60	138	田					
	思想不重视，认为小细节无关紧要	通过实例对护士进行教育	42	38	44	124	玲					
	科室制度含糊，缺乏细节	改进检验标本送检流程	56	56	58	170	真	☆		6.1~6.14	真	对策二
	对操作规程不熟悉	加强操作规范化培训	56	58	60	174	温	☆		6.1~6.14	温	对策三
医生采集标本后未及时开立医嘱	工作量大	标本管理责任人及时检点标本及医嘱，发现问题及时提醒	58	60	58	176	郜	☆		6.1~6.14	李	对策一
	思想上不够重视	将医嘱的准确性纳入绩效考核	32	24	20	76	李					
	采集标本后不立即开立医嘱，过后遗忘	发放提示卡	38	54	58	150	婷	☆		6.1~6.14	亚	对策四
无交接要求及详细的流程	流程简单，没有注意细节问题	改进专科检验标本送检流程	56	56	58	170	真	☆		6.1~6.14	真	对策二
	对交接标本人员无职责要求	制定交接标本人员的职责要求	28	60	24	112	曹					
护士宣教不到位	没有统一的宣教标准	积极宣教、改进宣教流程及内容	58	56	58	172	亚	☆		6.1~6.14	亚	对策四
	护士没有认识到宣教的重要性	通过讲课提高护士认识	42	34	28	104	真					

注：全体圈员就每一评价项目，依重要性、可行性、圈能力进行打分选定对策。

评价方式：优 5 分，可 3 分，差 1 分，圈员共 12 人，以"80/20"法则，$12 \times 5 \times 3 \times 80\% = 144$，144 分以上为实行对策，共计圈选出 8 个对策，整理合并为 4 个对策群组。

八、对策实施与检讨

表 5-2-14　对策实施与检讨一

对　策　一	对策名称	明确责任人，制定交接标本要求
	主要因素	执行医嘱签字责任人不明确，无交接要求
	问题点	尿标本不合格

改善前：
1. 主班护士发放标本容器，责护对所管病人不够了解
2. 护士不清楚未统一送走的化验有哪些
3. 二便标本签字责任人不明确

对策内容：
1. 明确发放标本容器与送检标本签字的责任人
2. 每日晨夜班统一送检标本后打印未送检化验清单
3. 送检人应检查标本质量与包装是否完好

对策实施：
1. 主班处理医嘱后将检验标本的容器交各责护发放，由各责护进行宣教；夜班护士接班后核对待采集的检验医嘱，对患者进行二次宣教，并负责留取标本
2. 夜班采集的标本应及时签字执行并记录，与住院部工作人员交接后双签字
3. 夜班护士交班前，打印因故未送检的化验项目清单并交予责任护士，由其负责留取、送检
4. 送检人应检查标本质量与包装是否完好

　　实施时间：2014 年 6 月 1 日至 14 日
　　地点：妇产科二病区
　　负责人：李静萍

P　D
A　C

对策处置：
1. 经由效果确认该对策为有效对策
2. 以上对策继续实施

对策效果确认：
　　经对策实施后：尿标本不合格率由实施前的 12.9% 下降至 7.8%

表 5-2-15 对策实施与检讨二

	对策名称	改进检验标本采集、送检流程
对策二	主要因素	流程简单，不注重细节管理
	问题点	专科标本不合格

改善前：
只有简单的流程，无细节管理要求

对策内容：
1. 制定常规和专科标本采集、送检的流程图
2. 加强医嘱核对

对策实施：
1. 制定常规和专科标本的采集、送检流程图（详见标准化一、标准化二）并悬挂于护理站
2. 加强医嘱核对责任到人，夜班护士将采血管与医嘱全部核对，采血时要求全部使用"PDA 手执机"执行签字
3. 要求与住院部人员交接时再次核查医嘱执行情况，住院部利用"标本交接扫描仪"扫描条码收取标本，护士确认后在计算机系统执行签字

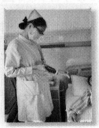

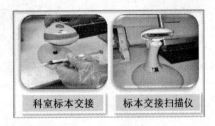

科室标本交接	标本交接扫描仪

实施时间：2014 年 6 月 1 日至 14 日
地点：妇产科二病区
负责人：郭真

P   D
A   C

对策处置：
1. 经由效果确认该对策为有效对策
2. 以上对策继续实施，并列入标准化流程图

对策效果确认：
经对策实施后：专科标本不合格率由实施前的 3.4%，下降至 1.7%

表 5-2-16　对策实施与检讨三

对策三	对策名称	学习检验科发放标本采集手册，加强操作规范化培训
	主要因素	护士操作不规范，标本采集相关知识不足
	问题点	静脉血标本不合格

改善前：
1. 对护士检验相关知识培训较少
2. 标本采集程序监管不足

对策内容：
1. 加强操作的规范化培训并考核
2. 加强质控，与绩效考核挂钩

对策实施：
1. 共同学习检验标本采集的相关知识、加强操作的规范化培训
2. 重视操作中的细节管理，改进专科标本的包装手法。改进前：将专科标本例如阴道分泌物涂片标本，放于一次性手套内敞口送检，易致标本在送检过程中损坏、丢失。改进后，将存放专科标本的一次性手套两折封口，在封口处粘贴条形码，保证标本在送检过程中完好无损
3. 加强考核，将标本质量与绩效考核挂钩

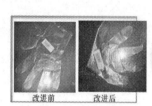 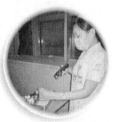

改进前　　改进后

实施时间：2014 年 6 月 1 日至 14 日
地点：妇产科二病区
负责人：温林香

P　　D

A　　C

对策处置：
1. 经由效果确认该对策为有效对策
2. 以上对策继续实施

对策效果确认：
经对策实施后：血标本不合格率由实施前的 1.1% 下降至 0.4%

表 5-2-17　对策实施与检讨四

	对策名称	改进宣教方式
对策四	主要因素	护士宣教不到位，患者认知能力不强
	问题点	尿标本不合格

改善前： 护士宣教内容简单，宣教效果差 对策内容： 1.制定检验相关知识的宣教卡 2.要求护士按照宣教卡的规范化标准进行宣教	对策实施： 1.制定图文并茂的检验相关知识宣教卡，并悬挂于病室内，方便患者阅读 2.在处置室、医生办公室粘贴提示卡 3.要求护士按照宣教卡的规范化标准进行宣教，以期达到最佳的宣教效果 4.增加对宣教效果的评价确认环节，确保患者理解宣教内容，并能正确配合（例如：责任护士下班前，再次提问患者宣教内容，如不能理解则重新宣教。） 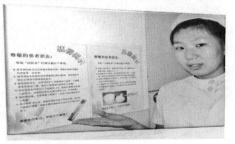 实施时间：2014 年 6 月 1 日至 14 日 地　点：妇产科二病区 负责人：郭亚丽
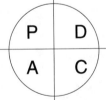	
对策处置： 1.经由效果确认该对策为有效对策 2.以上对策继续实施	对策效果确认： 经对策实施后：检验标本的回退率由实施前的 3.44%下降至 2.70%

九、效果确认

1. 有形成果

（1）改进后一个月（2014 年 6 月 15 日至 2014 年 7 月 14 日）内共送检标本 2561 件，回退标本 21 件，回退率为 0.82%

（2）改善前后柏拉图对比

表 5-2-18　查检汇总表 2

查检项目	件数	百分比	累积百分率
静脉血标本不合格	5	23.80%	23.80%
尿标本不合格	4	19.10%	42.90%
专科标本不合格	4	19.10%	62.00%
便标本不合格	2	9.50%	71.50%
痰培养标本不合格	2	9.50%	81.00%
动脉血标本不合格	2	9.50%	90.50%
其他	2	9.50%	100%
合计	21	100%	

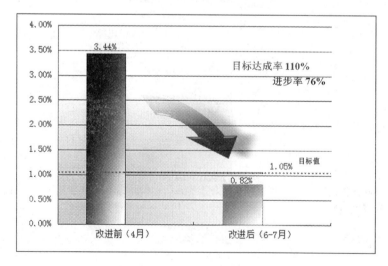

图 5-2-6　病房检验标本回退率比较图

第五章 医院案例展示

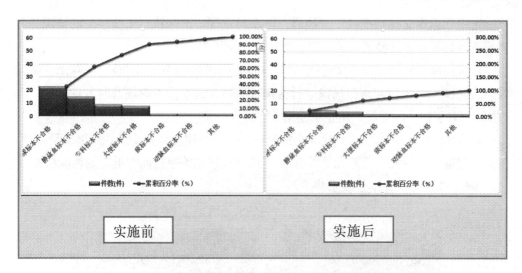

图 5-2-7　病房检验标本回退率改善前后对比图

（3）目标达成率

$$目标达成率 = （改善后 - 改善前）/ （目标值 - 改善前）\times 100\%$$
$$= （0.82 - 3.44）/ （1.05 - 3.44）\times 100\%$$
$$= 110\%$$

（4）进步率

$$进步率 = 【（改善后 - 改善前）/ 改善前】\times 100\%$$
$$= 【（0.82 - 3.44）/ 3.44】\times 100\%$$
$$= 76\%$$

（5）使用标本交接扫描仪交接标本

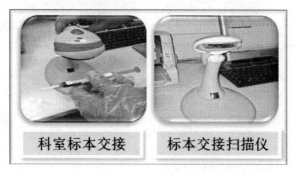

使用"标本交接扫描仪"交接后，可及时发现"医嘱执行未签字"的情况，并能检查该患者尚未送检的检验内容，便于责任护士检点工作。

自该扫描仪使用后，6月15日至7月14日之间，仅有4例标本"执行医嘱未签字"，皆因住院部人员未使用该扫描仪进行交接所致。在送检标本时还及时发现漏送标本1次，弥补了护士的漏洞，防止了差错，保证了安全。

自2014年11月至今，"标本交接扫描仪"的使用受到护士及住院部人员好评，并在全院推广。现在，我院几乎没有因"执行医嘱未签字"而被退回的检验标本。

（6）改进专科标本包装手法

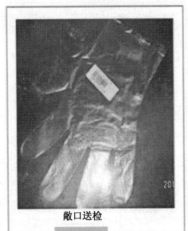 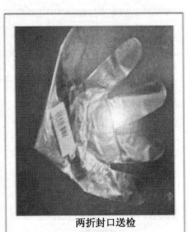

敞口送检	两折封口送检
改进前	改进后

（7）病室内粘贴宣教卡片

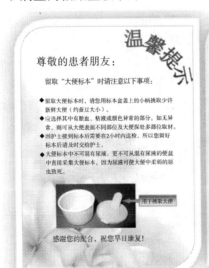 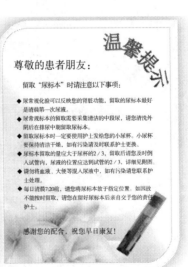

（8）附加成果

① 减少了护士和检验科工作人员正常工作程序被干扰的次数。

② 减少了人力成本：保守估计改进后较之前每月可节省人力约 8 小时。

③ 节约经济成本：每月可节省经济成本 248.3 元。

2. 无形成果

表 5-2-19　品管圈实施前后圈员进步对比表

	解决问题能力	奉献精神	责任心	沟通协调能力	自信心	团队凝聚力	积极性	统计分析能力	工作区和谐度	品管手法
改进前	2.3	4	4.1	3.1	2.8	3.3	4.6	2.3	4.1	1.5
改进后	3.3	4.3	4.5	4.3	4.5	5	5	3.3	4.5	3.6
活动成长	1	0.3	0.4	1.2	1.7	1.7	0.4	1	0.4	2.1

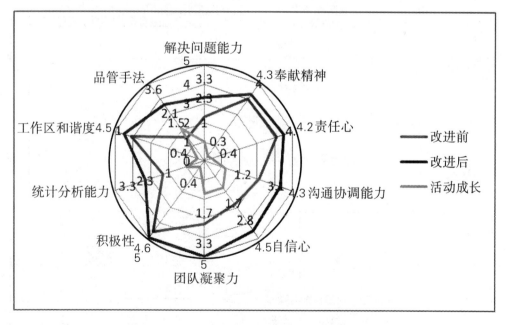

图 5-2-8　活动前后雷达图

十、标准化

表 5-2-20　常规检验标本送检流程标准化表

类别 ■流程改善 □提升质量 □临床路径	名称： 常规检验标本送检流程图	编号：	QCC-1
		主管部门	妇科病区住院部

一、目的：规范检验标本采集、交接流程，提高检验标本采集和送检的及时性、准确性，提升检验标本质量。

二、适用范围：病区护理人员

三、说明：

（一）常规检验标本送检流程图

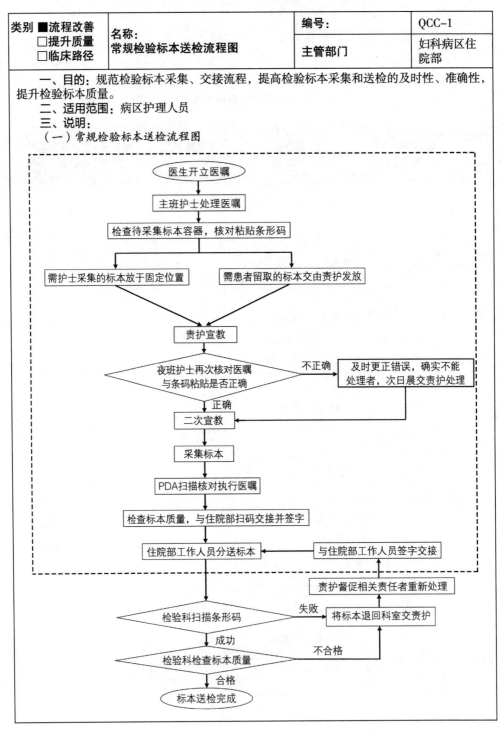

续表

（二）内容

1. 医生开立医嘱

2. 主班护士处理医嘱

医生开立检验医嘱后，由主班护士处理审核，打印检验条码并将检验条码粘贴妥当，将血标本容器放置于固定位置，尿、便、痰等标本容器交予各责任护士发放。

3. 责任护士进行宣教

责任护士对患者进行标本留取注意事项的宣教，如禁饮食、留取尿标本的量及时间等。

4. 夜班护士再次核对检验医嘱及条码是否正确

夜班护士应复核检验医嘱与条码是否一致及条码粘贴是否正确，如医嘱与条码不符（如有条码无医嘱）应及时联系相关责任人了解原因并处理，不能及时处理者次日早晨交予各责任护士并在交班本上详细记录。因故不能留取的标本应打印出"因故不能留取标本"总清单与责护交班。

5. 二次宣教

夜班护士核对检验医嘱后应对患者进行二次宣教，并了解患者的认知情况。

6. 标本采集

护士按照规程使用"PDA 手执机"扫描、核对并采集标本，对患者留取的尿、便标本及时扫描并登记。

7. 扫描条形码与住院部交接送检

护士与住院部人员扫描条形码交接标本，如遇未执行签字应由交接人负责通知标本采集者立即执行医嘱签字，如有扫描不成功时应立即寻找原因予以解决。

8. 标本被退回应交由责护处理

如标本不合格被退回应交由责护寻找相关责任人予以解决，做记录后尽快送检。

四、注意事项

1. 各责任护士根据"因故未送检标本的清单"负责督促、留取、送检。

2. 送检时应注意检查标本质量。

3. 与住院部交接后注意核查医嘱执行情况。

五、附则

1. 实施日期

2014 年 8 月 25 日正式实施。

2. 修订依据

若工作流程有变更，则本标准随时更正。

修订次数：					
修订日期：	核定	李静萍	审核	石贞仙	责任人	李静萍
制定日期： 2014 年 8 月 23 日					

表 5-2-21　专科检验标本送检流程标准化表

类别 ■流程改善 □提升质量 □临床路径	名称： 专科检验标本送检流程图	编号：	QCC-2
		主管部门	妇科病区住院部

一、目的：规范检验标本采集、交接流程，提高检验标本采集和送检的及时性、准确性，提升检验标本质量。

二、适用范围：妇科病区护理人员

三、说明：

（一）专科检验标本送检流程

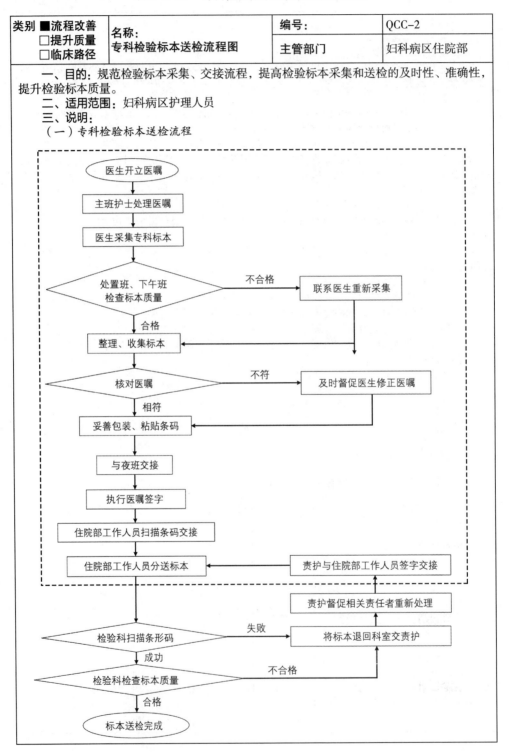

续表

（二）内容 1. 医生开立医嘱 2. 主班护士处理医嘱 医生开立检验医嘱后，由主班或处理医嘱的护士审核，打印专科检验条码并放置于固定位置。 3. 医生采集专科标本 4. 处置班、下午班护士检查专科标本质量，并收集整理 处置班、下午班护士共同检查专科标本有无损坏和姓名标记是否清楚等，如标本不合格应及时与医生联系处理，确实不能处理者次晨交责任护士处理。 5. 核对医嘱，妥善包装，粘贴条码 处置班、下午班护士共同检查专科标本与医嘱是否相符并按要求封口包装，粘贴条码。如无医嘱或医嘱不正确，应及时与医生联系处理，确实不能处理者次日早晨交责任护士处理。 6. 与夜班护士交接 夜班护士再次检查检验医嘱与条码、标本是否相符，并执行医嘱签字。有问题不能及时处理者次日早晨交予各责任护士处理登记。并打印"因故不能送检标本汇总单"，责护根据汇总单再次督促留取送检。 7. 扫描条形码与住院部交接送检 护士与住院部人员扫描条形码交接标本，如遇未执行签字应由交接人执行医嘱签字；如有扫描不成功时应立即寻找原因予以解决。 8. 标本被退回应交由责护处理 如标本不合格被退回应交由责护寻找相关责任人予以解决，做记录后尽快送检。 四、注意事项 1. 注意按照要求包装标本，封口粘贴条码。 2. 送检时应注意检查标本包装是否完好。 3. 与住院部交接后注意核查医嘱执行情况。 4. 专科检验标本包括：阴道分泌物涂片镜检、人乳头瘤病毒基因分型检测、宫颈液基细胞学检查。 五、附则 1. 实施日期 2014 年 8 月 25 日正式实施。 2. 修订依据 若工作流程有变更，则本标准随时更正。					
修订次数： 修订日期： 制定日期： 2014 年 8 月 23 日	核定	李静萍	审核	石贞仙	责任人　李静萍

表 5-2-22 新护士规范培训标准流程表

类别 □流程改善 ■提升质量 □临床路径	名称： 新护士规范化培训	编号：	QCC-3
		主管部门	妇科病区

一、目的：提升新护士质量意识，规范护士行为，提高护理队伍的整体素质；熟练掌握病房标本留取工作流程和规范，正确并及时提供患者所需服务。

二、适用范围：全体护理人员

三、说明：

（一）操作流程

护理部将本课题成果列入新护士培训内容并开展新护士规范化培训。主要进行临床检验标本基础知识培训，分为两大部分内容，第一部分为标本采集方法，第二部分为标本送检流程。请本院经验丰富的护士长及总带教老师分阶段对新护士进行授课讲解。了解常见标本种类及采集方法、宣教内容方法、注意事项及标本送检流程。并注重考核反馈的及时性，课后对授课内容进行考核，加以巩固。本部分内容列为新护士规范化培训基本内容，达标者方可进入临床工作。

（二）培训内容

●尿便标本的采集

1.尿标本的采集

【常规尿标本】

①目的

◇ 尿常规：检查尿液的酸碱度、尿比重、尿胆原、隐血、白细胞、尿蛋白、尿糖、胆红素、酮体、尿红细胞、尿液颜色。

◇ 尿本周蛋白：对骨髓瘤有诊断意义。

◇ 尿淀粉酶：主要用于胰腺炎的诊断。

◇ 尿红细胞位相：检查尿中红细胞形态，以鉴别血尿的来源。

◇ 尿渗透压：评价肾脏浓缩与稀释功能。

②操作方法

◇ 可下床活动的患者：给予标本容器，请其至厕所解尿，留取 1/2~2/3 满尿液于容器内。

◇ 行动不便的患者：协助在床上使用便盆或尿壶，收取足量尿液于标本容器中。

◇ 留置导尿的患者：于集尿袋下方引流孔处打开橡胶塞收集尿液

③注意事项

◇ 留取晨中段尿。

◇ 会阴部分泌物过多时，先清洁或冲洗再收集尿液。

◇ 从尿袋下方引流时先消毒引流孔处。

◇ 小孩或尿失禁患者可用尿套或尿袋协助收集。

◇ 女患者月经期不宜留取尿标本。

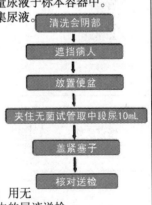

【尿培养标本】

①目的

细菌培养或细菌敏感试验。

②操作方法

◇ 未留置尿管者操作流程见右：

◇ 留置尿管者，用无菌消毒法消毒导卵管外部及导尿管口，用无菌注射器通过导尿管抽取尿液送检，不可采集尿液收集袋中的尿液送检。

③注意事项

◇ 严格无菌操作以免污染尿液。采集中段尿时，必须在膀胱充盈情况下进行。

◇ 尿内勿混入消毒液，以免产生抑菌作用而影响检验结果。

【留 12 小时或 24 小时尿标本】

①目的

◇ 尿生化检查、尿浓缩查结核杆菌等。

②操作方法

◇ 嘱病人于清晨 7 时排空膀胱，弃去尿液，记录开始留尿时间，病人排第一次尿时即

续表

应加防腐剂，使之与尿液混合，至次晨 7 时排尽最后一次尿后，全部尿液混匀量出总尿量并取尿管 1/2 ~ 2/3 满送验。留 12 小时尿标本，应从 19 点开始至次日早晨 7 点止。
③ 注意事项
◇ 必须在规定的时间内留取尿标本。
◇ 集尿瓶应放在阴凉处，根据要求加防腐剂。
【标本留取宣教】
① 宣教流程

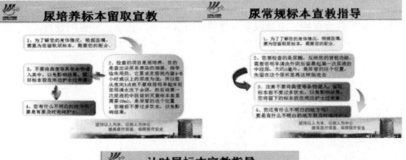

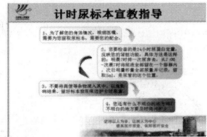

② 发放提醒卡：

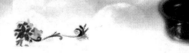

2. 便标本的采集
① 目的
◇ 常规标本：用于检查粪便性状、颜色、细胞等。
◇ 培养标本：用于检查粪便中的致病菌。
◇ 隐血标本：用于检查粪便内肉眼不能察见的微量血液。
◇ 寄生虫标本：则用于粪便中的寄生虫、幼虫以及虫卵计数检查。
② 操作方法
◇ 常规标本：用检便匙取中央部分或黏液脓血部分约 5g 蚕豆大小，置于检便盒内。
◇ 培养标本：用无菌棉签取中央部分粪便或脓血黏液部分 2 ~ 5g 置于培养瓶内，塞紧瓶塞。
◇ 隐血标本：按常规标本留取。

续表

◇ 寄生虫标本：a.检查寄生虫虫卵，在粪便不同部位取带血或黏液部分 5 ~ 10g。b.检查阿米巴原虫，将便盆加温至接近患者的体温，标本在 30 分钟内连同便盆送检。c.检查蛲虫，嘱患者睡觉前或清晨未起床前，将透明胶带贴在肛门周围。取下粘有虫卵的透明胶带，粘贴在玻璃片上或将透明带对合，立即送验。

③ 注意事项

◇ 采集培养标本，如患者无便意，用无菌棉签蘸无菌生理盐水，由肛门插入 6 ~ 7cm，顺一方向轻轻旋转后退出，将棉签置于培养管内，塞紧送检。

◇ 采集隐血标本时，嘱患者在检查前 3 天禁食肉类、动物血、肝以及含铁丰富的药物、食物、绿叶蔬菜等。

◇ 服驱虫药后检查的，应留取全部粪便，查取蛔虫、钩虫、蛲虫的数目。

◇ 检查阿米巴原虫，在采集标本前几天，不应给患者服用钡剂、油质或含金属的泻剂，以免金属制剂影响阿米巴虫卵或胞囊的显露。

◇ 患者如有腹泻，水样便应盛于容器中送验。

◇ 粪便标本采集后应在两小时内送检。

◇ 标本采集流程优化

【正常标本送检流程】

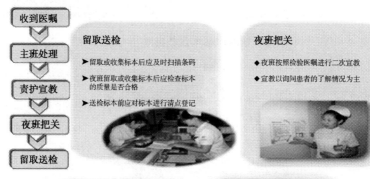

【因故未采集标本送检流程】

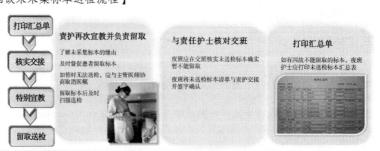

续表

● 血标本的采集

【多管采集顺序】

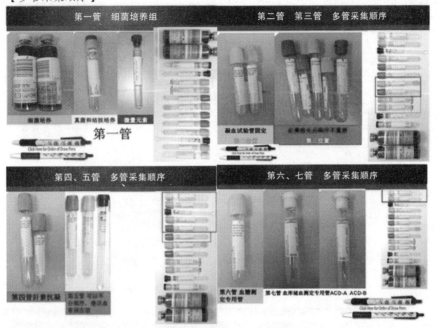

【血标本标准混匀方法】

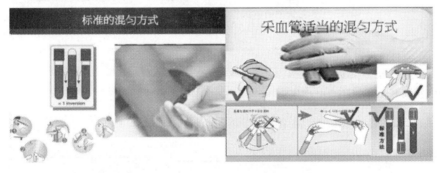

【止血带应用注意事项】

注意事项

（1）止血带捆绑时间最好不要超过一分钟，因为捆绑时间过长时，血液中的成分会向周围组织扩散，影响检测结果。

（2）有关松开止血带时间问题，正确的方法是血液流入采血管时，即可松开止血带。

（3）病人反复攥拳会使血钾上升0.8mol/L，如果运动幅度很大或从深静脉采血时，上升幅度会更大禁止检验血钾时反复攥拳。

采静脉血时止血带结扎过久，可引起误差。如以结扎1min的样品结果为基数，如果结扎3min，可使血浆总蛋白增加5%，胆固醇增加5%，铁增加6%，胆红素增加8%，乳酸则不能使用止血带。

Alb、Ca、ALP、AST、chol、Fe等浓度可分别升高5~10%，BUN浓度下降4%。

使无氧酵解增加，造成乳酸测定值增高，血pH值下降。

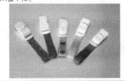

续表

【引起血标本溶血的原因】

- 由于真空管内负压较大，采血初始，血液流入管底速度快，红细胞相互撞击可致破裂，泡沫较多
- 由于普通真空管使用广泛，设定负压较大，如果采集标本量与试管中设定的压力差值较大，试管内仍然残留较大的负压，导致溶解在血液中的气体溢出，造成红细胞膨胀破裂，引起溶血
- 与硅离子混合不均匀，使凝血缓慢而致溶血。真空采血管内的硅离子对血液有凝集激活作用，采血后应轻轻倒转试管，使血液与硅离子充分溶合，促进血液凝固，避免溶血
- 如果用碘伏消毒，在碘伏未干的情况下就进行穿刺，标本可能会发生溶血

- 许多物质红细胞内和血清中（血浆）的含量是不一样的。如ALT红细胞内比血清高出数倍。血钾、AST高出几十倍，而LDH则高出百倍以上，一旦溶血，特别是严重溶血，造成血清（浆）中这些物质的测定值增高，干扰测定结果。

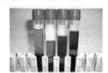

相关培训图片

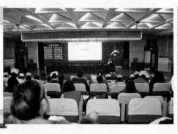

2015年8月山西省人民医院新护士岗前培训安排表中，我圈的规范化培训内容。

附则
实施日期：
2014年8月25日正式实施。
修订依据：
若工作流程有变更，则本标准随时更正。

修订次数：1						
修订日期： 2015年9月1日	核定	李静萍	审核	石贞仙	责任人	李静萍
制定日期： 2014年8月23日						

十一、检讨与改进

1. 活动检讨

表 5-2-23　活动检讨表

活动项目	经验	教训及今后努力的方向
主题选定	使用头脑风暴法，结合管理重点，存在问题，选出较重要和紧迫的主题	选定主题前查找标准和文献不足，以至于后期有关主题改善措施比较困难
拟定活动计划表	能按步骤进行，按时完成	拟定计划前资料查找不够，没有考虑到圈员能力。今后需加强对圈员文献查新能力的培养
现况把握	采用自行设计的查检表收集现场资料，收集数据时全员参与，数据收集比较准确	在资料的统计分析方面存在一定差距，今后应当加强对统计分析的学习
目标设定	目标设定合理	目标达成，效果较好
解析	比较细致，针对 3 个改善重点分别进行分析	关于要因评价和真因验证部分知识不足，真因验证部分比较困难
对策拟定	结合实际，对策拟定积极有效	新意不够，改进范围有限，只针对于本科室，比较单一。圈员思路局限，有待进一步努力
对策实施与检讨	积极实施对策	数据统计中偶尔有遗漏，致使统计工作量加大
效果确认	改进有效，得到部分附加效应	保持改进持续有效
标准化	通过完善制度、流程维持标准化，通过培训督查推进制度落实	主要针对于本科室，比较单一
圈员运作情形	圈友积极性较好	个别圈友品管手法不熟悉
残留问题	1. 有效的保持我们的成果，继续正规化 2. 改进后未执行医嘱上升为第一位，经分析主要原因是由于仍有患者留取尿、便标本后不能告知责护，和与住院部交接者的疏漏造成少量标本不能及时签字执行，此项有待进一步改进	

2. 心得感想

（1）品管圈活动的开展，对我科而言，可谓是一笔无形的财富，对个人而言，更是一个富有挑战性，自我提升的好机会。通过品管圈这一平台，增强了圈员们的主人翁意识，让每个人都养成了主动学习的习惯，发挥了自己的所长，得到了锻炼，学习积极性进一步提高。

（2）品管圈的方式改变了过去一成不变的领导分配任务的模式，增加了大家的责任心，圈员们不但能主动上网查找文献资料，还能发掘出每个人潜在的能力。

（3）品管圈活动在提高护理质量的前提下，为本科提高了收益，降低了消耗，并通过持续改进的方式使护理管理更加有效，也使各个科室之间的沟通更加完善。

（4）通过参与品管圈活动，让我们学会了主动思考，也增长了很多知识。在活动中，大家积极应用头脑风暴法，共同分析问题及解决问题，提高了大家发现与解决问题的能力，圈员们的网上检索能力及电脑操作水平突飞猛进，收获颇多。

（5）通过参与品管圈活动，每个圈员都有收获，同事之间友谊增加，团队凝聚力、工作责任心、集体荣誉感进一步增强，工作效率及科室临床护理质量得到进一步提高。

下期活动主题选定

表 5-2-24　下期活动主题选定矩阵表

题目（问题点）	领导的重视程度	重要性	本期达成性	圈能力	总分	顺序	选定
降低库房物品管理消耗率	16	26	28	28	98	4	
降低病房检验标本回退率	46	38	24	54	162	1	
提高出院患者宣教及时率	36	32	20	32	120	3	
提高患者检查单及时回报率	44	44	36	14	138	2	★

打分说明：

	领导的重视程度	重要性	本期达成性	圈能力
1分	没听过	半年后解决	不可行	需多个部门合作
3分	偶尔告知	下次解决	较可行	需一个部门合作
5分	常常提醒	尽快解决	可行	自行解决

根据本期主题选定矩阵表的打分次序，确定下一期活动的主题为：**提高患者检查单的及时回报率**。

【专家点评】

本圈把降低检验标本回退率作为本次品管圈活动主题，立题明确、新颖，针对目前标本的采集送检流程过程中存在的问题绘制了查检表。查检表设计合理，便于数据收集，并通过柏拉图找出尿标本不合格、专科标本不合格、静脉血标本不合格为本次圈活动的主题。对策实施有效，并改进常规标本的送检流程、专科标本的送检流程，值得临床推广。不足之处在于解析阶段头脑风暴力度不够，原因分析不够透彻，真因验证环节简单，没找出相应的标准或制度佐证。

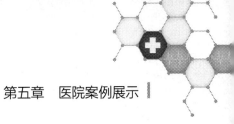

第三例 神经内科——探索圈

山西省人民医院品管圈活动成果报告书

圈名：探索圈

改善主题： 降低危重患者交接班的不完整率

活动单位： 山西省人民医院神经内科

活动时间： 2013.03.14 ～ 2013.11.20

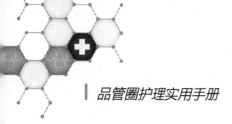

一、圈的介绍

1. 圈的组成

圈名：探索圈	成立日期：2013.3.14
圈长：赵彦萍	辅导员：任雪飞
圈员：栗江霞、朱拉弟、韩艳、杨雅琴、崔永菁、刘晓华、戴靖华、孟玲楠、段倩倩	
所属单位：山西省人民医院神经内科	
品管圈活动名称：降低神经内科危重病人交接班的不完整率	
活动期间：2013 年 3 月 14 日至 2013 年 11 月 20 日	

2. 圈员介绍

表 5-3-1　圈员介绍

职　务	姓　名	年龄（岁）	职　称	分　工
圈　长	赵彦萍	37	主管护师	计划、领导、组织、培训
圈　员	栗江霞	38	副主任护师	设计、调查、制定对策
	朱拉弟	37	主管护师	组织、培训、拟定计划
	韩　艳	33	主管护师	原因分析、整理
	杨雅琴	32	主管护师	数据收集、幻灯制作
	崔永菁	31	主管护师	原因分析、对策实施、整理、交流
	刘晓华	30	护师	原因分析、真因验证
	孟林楠	26	护士	文字整理、记录
	段倩倩	22	护士	数据统计、记录
	戴靖华	26	护师	数据统计、对策实施
	平　均	31.2		

3. 圈名意义

齐心协力，研究难惑，探索未知，发现新规。

4. 圈徽意义

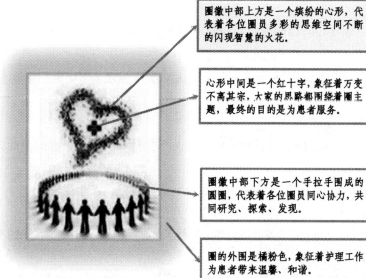

圈徽中部上方是一个缤纷的心形,代表着各位圈员多彩的思维空间不断的闪现智慧的火花.

心形中间是一个红十字,象征着万变不离其宗,大家的思路都围绕着圈主题,最终的目的是为患者服务.

圈徽中部下方是一个手拉手围成的圆圈,代表着各位圈员同心协力,共同研究、探索、发现.

圈的外围是橘粉色,象征着护理工作为患者带来温馨、和谐.

图 5-3-1 圈徽介绍

二、主题选定

1. 选题过程

表 5-3-2 主题选定

主题评价题目		上级政策	可行性	迫切性	圈能力	总分	顺序	选定
降低神经内科危重病人交接班的不完整率		55	51	53	47	206	1	☆
提高进展期脑卒中患者人工气道护理正确率		41	43	51	39	174	2	
降低医源性院内感染的发生率		43	43	41	39	166	5	
提高危重患者记录单的正确率		51	41	39	39	170	4	
提高病人用药的准确率		47	43	43	39	172	3	
提高治疗饮食执行的正确率		25	27	35	19	106	8	
降低病人的陪侍率		31	25	41	17	114	7	
提高烦躁病人约束的有效率		39	35	39	33	146	6	
1	没听说过	不可行	半年后再说			需多部门配合		
3	偶尔告知	可行	下次解决			需一个部门配合		
5	常常提醒	高度可行	尽快解决			自行能解决		

注:以评价法进行主题评价,共11人参与选题过程;选票分数为5分最高,3分普通,1分最低,第一顺位为本次活动主题。

211

2. 本期活动主题

降低神经内科危重病人交接班的不完整率。

3. 名词定义

危重病人：病情随时可能发生变化需要抢救的病人。

衡量指标：

危重病人交接班的不完整率 =（危重病人交接班漏项 / 交接班制度中要求交接项目）× 100%

4. 选题理由

（1）对医院而言，降低危重病人的交接班不完整率有利于患者的全面救治，家属也会更满意，减少纠纷发生。

（2）对患者而言，交接不完整可能危及病人的健康，甚至生命。

（3）对科室而言，完整的交接班可以提高危重病人的救治成功率。

（4）对个人而言，危重病人交接班完整可以使工作衔接紧密，同时树立自身的工作形象。

5. 选题背景

危重病人病情复杂，变化迅速，常见多器官损害，治疗预见性差，护理难度大。在日常护理工作中，科室按照"交接班制度"的要求，对患者进行交接。但是，常常因为对危重病人交接内容和要求不清楚，尤其是在落实危重病人口头交接、书面交接及床头交接的过程中仍然有漏项出现，最终影响到患者病情观察和治疗的延续，甚至发生如压疮、烫伤、坠床、输液渗漏等不良后果[1]。如何使危重病人的交接班更加完整，没有遗漏呢？

床旁交接班在护理质量管理中起着举足轻重的作用，在很大程度上影响护理安全[2]。表格式交班书写方便，条理清晰，提高工作效率[3]。此外，危重病人交接班时医务人员的布局、护患的交流、使用的流程等许多方面均对交接班的完整性影响很大。我科根据所查文献的结果结合科室自身的特点对危重病人的交接进行品管圈活动，以降低神经内科危重病人交接班的不完整率。

在圈活动的过程中，圈成员查阅了 1996 年到 2013 年有关危重及普通患者交接班的中文文献共 63 篇，涉及交接班的各个方面，但对交接班是否完整没有国际或国内的统一的标准。后根据我科的实际情况讨论并制定了危重病人交接班核查表，并通过访谈我科各位主任和主治医师，经过最终的评价，将核查表所列的项目是否全部交接作为判断交接班是否完整的依据。

参考文献：

[1] 陈瑜.《危重病人交接班登记本》在提高护理质量中的作用.临床护理，2013，3:220–221.

[2] 王计红,段磊珍,张爱文,白丽莉.ICU标准化护理床旁交接班的实施及效果.护

理研究，2010，24（8C）：2232－2233.

[3] 黄慧，戴玲.表格式交班表在冠心病监护病房中的应用.吉林医学，2012，8:5037－5038.

三、活动计划表

表 5-3-3　活动计划表

活动步骤	月/周	2013-04	2013-05	2013-06	2013-07	2013-08	2013-09	2013-10	11	负责人
主题选定										赵彦萍
活动计划拟定										赵彦萍
现况把握										栗江霞
目标设定										戴靖华
解析										孟林楠
对策拟定										刘晓华
对策实施与检讨										崔冰菁
效果确认										朱拉弟
标准化										杨雅琴
检讨与改进										赵彦萍
成果发表										全体圈员
										赵彦萍

休假人员多

顺延推后

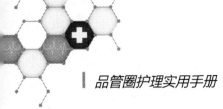

四、现状把握

1. 交接班现状把握

（1）首先根据我院危重症患者交接班的制度的 7 项内容，发现目前交接班制度中存在下列问题：

① 交接制度中只提及了常规的交接项目，但是对于患者存在的潜在风险未提及。

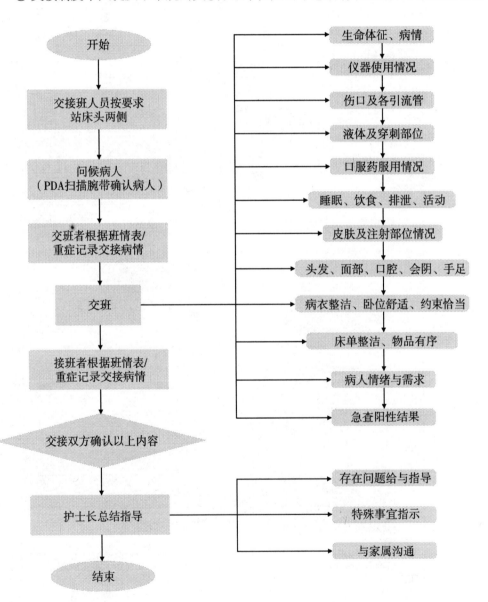

图 5-3-2　神经内科危重患者交接班流程图

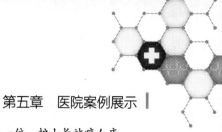

备注：交班者站病人床头左侧第一位；接班者站病人床头右侧第一位；护士长站病人床头右侧第二位；其余人员依次站于病床两侧按床位顺序交接。

②交接内容方面，由于清点物品、仪器、药物、病情、医嘱等各个方面内容居多，不容易记忆和方便使用，导致部分交接内容未交接全面。

（2）我科室在交接班方面所存在的问题：

①接班者提前10分钟到岗清点物品，由于清点时间长，常导致床头交接班延迟。

②交接班的过程中没有提前熟悉患者的病情，对病情了解得不完整。

③在交接班的同时时常有特殊情况发生，导致部分交接人员缺失。

④国际学者目前推出的SBAR沟通模式中，强调了沟通的重要性，同时对于我们交接班以及与医生的沟通提出了更高的要求，旨在通过SBAR交接模式减少患者风险的发生，增加护士巡视或者观察次数，提高护理质量；为更进一步的治疗提供依据，减少住院时间；加强医护人员沟通，提高照顾病人的效率；提升了我们护理患者的专科能力。

2.根据我院患者交接班流程（图5-3-2），查找我们在交接班流程中存在的主要问题

3.制定与主题相关的查检表

表5-3-4　查检表

时间 不良项目	2014.4.27			2014.4.28			2014.4.29		
	早	下	夜	早	下	夜	早	下	夜
病情交接漏项									
仪器交接漏项									
特殊事项交接漏项									
医嘱交接漏项									
其他交接漏项									

在查检表的设置过程中，我们主要分为5个大项目，38个小项目。查检的过程中，首先培训我们的圈员，将交接班制度作为主要的标准，同时由两名护士长在监护室和重症室分别进行了4周的查检，同时将存在的主要问题进行记录。

4. 汇总查检结果

表 5-3-5　结果汇总表

不良项目	次数
病情交接漏项	856
仪器交接漏项	210
特殊事项交接漏项	101
医嘱交接漏项	100
其他	41
合计	1308

在查检的过程中，共查检了 178 次交接班，涉及到交接的项目达到了 3166 次，同时交接完整的项目为 1858 项，而未交接和不完整的项目达到了 1308 次，并通过计算可以得知：神经内科危重患者交接班的不完整率为 41.31%。

通过柏拉图的分析，发现我科在病情交接、仪器交接方面不完整占到 81.50%，为本期品管圈的主要问题。但由于安全问题即患者存在的潜在风险是我科目前监护室关注的重点和热点问题，所以也将其列入了改进的范畴，所以本次改进重点为三项，占到了总比例的 89.22%。

5. 查检汇总表

数据分析结果：

（1）现况调查统计周期为 2013.4.20 ～ 2013.5.20，共计 30 日，共 178 次交班。

（2）所有项目交班数总计 3166 次，未交班或未交全次数为 1308 次，未涉及交班项目数为 5199 次。

（3）交接班不完整率为 1308/（1858+1308）×100%=41.31%

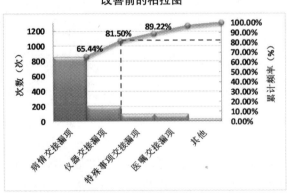

图 5-3-3　神内危重病人交班漏项改善前柏拉图

6. 从柏拉图得出的改善重点的结论

查检数据显示，导致危重病人交接班不完整的因素有：病情交接、仪器交接、患者安全问题交接、特殊注意事项交接、患者主要问题交接、医嘱执行情况交接等，根据"80/20"原则，病情交接、仪器交接是导致危重病人交接不完整的主要因素，占到了 81.50%。

五、目标设定

1. 目标值设定

$$目标值 = 现况值 - 改善值$$
$$= 现况值 - （现况值 \times 改善重点 \times 圈能力）$$
$$= 41.31\% - （41.31\% \times 81.50\% \times 47/55）$$
$$= 12.54\%$$

本次圈活动目标为在 2013 年 10 月 30 日前将神经内科危重病人交接班的不完整率下降到 12.54%。

2. 设定理由

表 5-3-6　圈能力评价

圈员	栗江霞	朱拉弟	赵彦萍	韩艳	杨雅琴	崔永菁	刘晓华	戴靖华	孟玲楠	段倩倩	任雪飞	合计分值
分值	5	5	5	5	5	5	3	3	1	5	5	47
平均分值	4.27											
评分标准	能自行解决			需一个单位配合				需多数单位配合				
参考分值	5分			3分				1分				

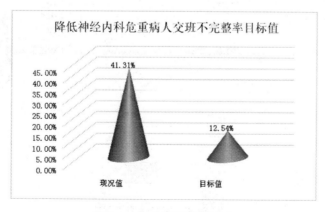

图 5-3-4　目标设定柱状图

六、解析

1.特性要因图

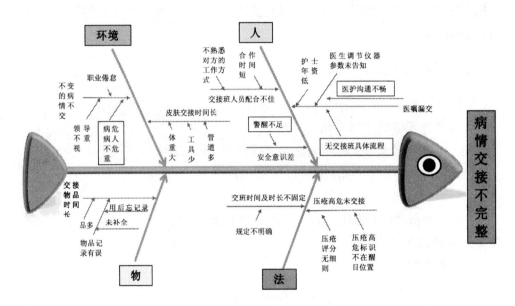

图 5-3-5　特性要因图一

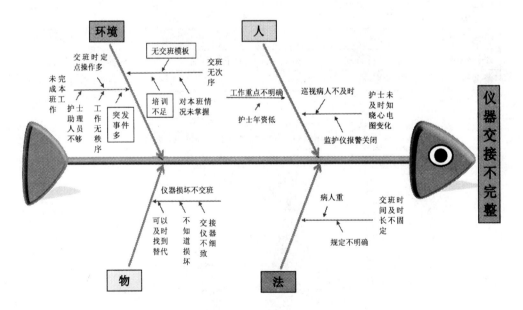

图 5-3-6　特性要因图二

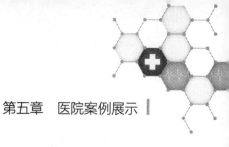

2. 要因评价表

表 5-3-7　要因评价表

编号	特性要因图中的原因			圈员打分情况									总分	排名	选定
	第一层	第二层	第三层	栗江霞	朱拉弟	韩艳	杨雅琴	崔永菁	刘晓华	孟林楠	段倩倩	戴靖华			
1	医嘱漏交	医生调节仪器参数未告知	医护沟通不畅	3	5	5	5	5	5	5	3	3	39	4	√
2		护士年资低		1	1	1	1	3	3	1	1	3	15	15	
3		无交接班具体流程		5	5	5	5	5	5	5	5	5	45	1	√
4	交接班人员配合不佳	合作时间短		1	1	3	3	1	1	3	1	1	15	15	
5		不熟悉对方的工作方式		1	1	1	1	1	1	1	1	1	9	18	
6	安全意识差	警醒不足		5	5	5	3	5	3	5	5	5	41	3	√
7	皮肤交接时间长	体重大		1	1	5	1	5	1	5	1	1	19	13	
8		工具少		1	1	1	5	5	1	1	1	5	21	12	
9		管道多		1	3	3	1	1	1	3	3	1	17	14	
10	不变的病情不交	职业倦怠		1	3	5	3	3	1	1	1	3	21	12	
11		病危病人不危重		5	3	5	5	5	5	3	1	5	35	6	√
12		领导不重视		1	1	1	1	1	3	1	1	1	11	17	
13	交接物品时间长	物品记录有误	物品多	3	5	5	3	1	5	1	5	5	33	7	
14			用后忘记录	3	3	1	1	1	1	1	3	3	17	14	
15			未补全	1	1	1	1	1	1	1	1	1	9	18	
16	交班时间及时长不固定	规定不明确		1	1	1	1	1	1	1	1	1	9	18	
17	压疮高危未交接	压疮评分无细则		3	3	1	3	1	3	1	3	1	19	13	
18		压疮高危标识不在醒目位置		3	3	1	1	3	3	3	3	3	23	11	
19		培训少		1	5	3	5	3	5	1	5	3	31	8	
20	护士未及时知晓心电图变化	监护仪报警关闭		1	1	1	3	1	1	1	1	3	13	16	
21		巡视病人不及时		1	1	1	1	1	1	1	1	1	9	18	
22	工作重点不明确	护士年资低		1	3	1	1	1	3	3	1	1	15	15	

续表

编号	特性要因图中的原因			圈员打分情况								总分	排名	选定
	第一层	第二层	第三层	栗江霞	朱拉弟	韩艳	杨雅琴	崔永菁	刘晓华	孟林楠	段倩倩	戴靖华			
23	交班无次序	无交班模板		5	5	3	3	5	3	5	5	5	39	4	√
24		培训不足		5	5	5	5	5	3	5	5	5	43	2	√
25		对本班情况未掌握		3	3	5	1	3	1	3	3	3	25	10	
26	未完成本班工作	交班时定点操作多		1	3	1	1	3	3	3	1	1	17	14	
27		护士助理人员不够		3	3	1	1	5	3	3	5	3	27	9	
28		突发事件多		3	5	3	5	3	3	5	5	5	37	5	√
29		工作无秩序		1	5	3	3	1	1	1	1	1	17	14	
30	仪器损坏不交班	可以及时找到替代		5	5	3	5	1	3	1	3	5	31	8	
31		不知道损坏		3	3	1	1	3	3	1	3	1	17	14	
32		交接仪器不细致		1	3	1	3	1	3	3	1	3	19	13	
33	交班时间及时长不固定	规定不明确		1	3	3	3	1	1	5	3	5	25	10	
34		病人重		3	3	5	1	3	3	3	1	3	25	10	

备注：重要为5分，一般为3分，不重要的为1分，根据"80/20"原则，选定排名前7位的为要因。

3. 真因验证

表 5-3-8　真因查检表一

真因验证一：　无交接班的模板	
查检方法	问卷调查
模板重要	不重要
86%	14%
通过问卷调查我科室 30 名监护室护士，认为模板重要的占到了86%，不重要占到了14%，经过非参数检验，P＜0.05，有统计学意义。	
验证结果	真因
验证人	栗江霞
验证时间	2013 年 6 月 15 日～6 月 20 日

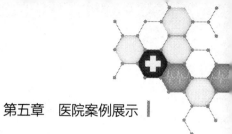

表 5-3-9 真因查检表二

真因验证二: 培训不足	
查检方法	现况调查 2011 年神经内科 ICU 护理人员的培训记录
在现况调查的过程中，查看监护室排班情况，护理人员 N2 层 17 名，N3 层 4 名，其中交接班漏项中，N2 占到了 97%，查检在 ICU 工作 N2 层护士的培训情况，发现缺少交接班的相关内容及潜在风险知识的培训。	
验证结果	真因
验证人	朱拉弟
验证时间	2013 年 6 月 17 日

表 5-3-10 真因查检表三

真因验证三: 交接班时突发事件多		
查检方法	现况调查我科室交接班时的突发事件（次）	
发生突发状况	3.3%	1
未发生状况	96.7%	29
验证结果	经非参数检验，P > 0.05，无统计学意义，非真因	
验证人	栗江霞	
验证时间	2013 年 6 月 10 日 ~ 6 月 20 日	

表 5-3-11 真因查检表四

真因验证四: 交接班物品多，占用时间长	
查检方法	现况调查我科室交接班物品占用时间，护士交接班时提前 10 分钟到岗，其中清点物品所用时间占到了 8 分钟。 问卷调查我科室交接班物品存在的状况，其中 88% 护士认为，交接班物品多，难以找到，12% 认为交接费时间。
验证结果	真因
验证人	任雪飞
验证时间	2013 年 6 月 5 日 ~ 6 月 10 日

表 5-3-12 真因查检表五

真因验证五： 危重患者不危重		
查检方法	现况调查神经内科危重患者数 17 名，其中患者与级别护理不相符的 1 人，患者卧床时间长，存在风险，但是目前患者平稳。	
危重患者数	16	95%
不相符	1	5%
验证结果	非真因	
验证人	任雪飞	
验证时间	2013 年 6 月 16 日～6 月 17 日	

表 5-3-13 真因查检表六

真因验证六： 交接班时间不固定		
查检方法	现况调查重症 ICU 交接班时间	
交接班次数	30	100%
按时交接班	30	0
验证结果	非真因	
验证人	朱拉弟	
验证时间	2013 年 6 月 5 日～6 月 16 日	

表 5-3-14 真因查检表七

真因验证 七： 医护沟通不畅		
查检方法	现况调查我科室 N2 层护士对于疾病病情的交接情况	
交接次数	共交接 1310 次，856 次病情交接不完整，同时有 10 次由于患者病情重而未与主管医师沟通其中的原因。护士大多为察看医师病例，询问资历深的护士。	
验证结果	非真因	
验证人	任雪飞	
验证时间	2013 年 6 月 15 日～6 月 20 日	

表 5-3-15 真因查检表八

真真因验证八：交班人员对存在的潜在风险认识不足		
查检方法	现况调查我科室 N2 层护士对于患者安全、隐患状况的交接情况	
已交接次数	101	53%
未交接	88	47%
验证结果	真因	
验证人	任雪飞	
验证时间	2013 年 6 月 15 日～6 月 20 日	

七、对策拟定

表5-3-16 对策矩阵表

问题	真因	原因	说明	对策方案	可行性	经济型	效益型	得分	选定	提案人	实施计划	负责人	备注
病情交接不完整和仪器交接不完整	无交接班的模板和流程	交班无次序	没有严格规范危重病人的交接内容、流程	制定交接班模板和流程	50	50	50	150	★	孟泠楠	2013.7.21~28	任雪飞 朱拉弟	对策一
		压疮表的应用不规范	护士对其评分细则不明确	进行压疮知识的培训	46	42	40	128	★	段倩倩	2013.7.25	侯学峰	对策二
		知识掌握不扎实	监管和考核不及时	定期对科室护士进行考核	42	38	40	116	★	杨雅琴	2013.7.31~8.2	侯学峰	对策二
	知识不足	新护士在交接时更多发生不全交接	新护士临床知识少	加强新护士带教	40	38	40	118	★	崔永菁	2013.8.5~8.6	朱拉弟	对策二
		对医生重视的情况了解少	对同一病人与医生没有达成一致	制定ICU准入护士的培训计划	38	44	38	120	★	崔永菁	2013.8.8	侯学峰	对策二
		护士的专科知识欠缺	对病人护理缺乏之前瞻性	参加医生的床头查房	42	40	38	120	★	崔永菁	2013.8.12~14	朱拉弟	对策二
	交班人员对潜在风险认识不足	对交班不重视,交接时不细致,安全意识差	护士没有意识到自己行为的危害性和危险性	专科培训,增加对疾病变化的预见	42	44	46	132	★	赵彦萍	2013.8.16	赵彦萍	对策二
		交接时不明确病重患人及其危险因素	危重病人交接班无重点	进行科室护士的警醒教育	38	42	42	122	★	朱拉弟	2013.8.19~8.20	朱拉弟	对策二
			危重病人交接无重点	添加危重病交接的重点内容	40	38	42	120	★	赵彦萍	2013.8.26~8.28	赵彦萍	对策三
			危重患者无风险标识	增加风险评估的方式	42	36	38	116	★	朱拉弟	2013.8.26~8.28	段倩倩	对策三
				添加风险管理标识	40	36	44	120	★	韩艳	2013.8.26~8.28	段倩倩	对策三
	不变的病情		管道部分脱出,仪器参数变化等交接时不及时	监护室、重症室护士定时轮换	50	28	24	102		戴靖华			
			病情平稳后,卧床患者长时间待在监护室	病情平稳后,与医生商量转普通病房	40	32	28	100		段倩倩			
	交班物品多	监护室物品多,清点费时	物品分筐放置,但无标识;清点后需要两班核对费时	清点物品张贴标识	34	24	38	92		孟泠楠			
				责护下班前清点重点物品使用情况	32	34	20	110	★	韩艳	2013.8.26~8.28	段倩倩	对策三

注：全体圈员就每一评价项目，依可行性、经济性、圈能力等项目进行对策选定，评价方
式为优 5 分，可 3 分，差 1 分，圈员共 10 人，各项总分 150 分，以"80/20"定律，120
分以上为实行对策，但本圈希望能有较高的达标率，全体圈员决定以 115 分以上为实行
对策，共圈选出 3 个对策。

八、对策实施

表 5-3-17　对策实施与检讨一

对策一	对策名称：制定危重病人交接班模板和流程图
	主要因素：无交接班的模板和流程

| 改善前：
无任何模板和流程图

对策内容：
1. 全体医护人员共同设置交接班的
　流程和模板内容
2. 在神内重症室与神内 ICU 使用 | 对策实施：
负责人：朱拉弟、任雪飞
实施时间：2013.7.21~7.28
实施地点：监护室、重症室

对策实施内容：
1. 2013 年 7 月 21 号，大交班时间，医护共
　同制定交接班的流程与内容，并且在重症
　病房与 ICU 内实施
2. 将交接班的各项内容分类别列入交接项目，
　便于交接全面和防止漏项的出现
3. 交接过程中按照由上到下、管路和系统交
　接相互联系的方法
4. 交接过程中注重人物交接位置，接班者位
　于患者右侧第一位，交接者位于左侧第一
　位，护士长位于右侧第二位 |
| 对策处置：
1. 使用交班模板后，对策有效继续实施
2. 将其列入交接班流程中 | 对策效果确认：

对策一效果柱状图
41.31%　　　　　　　1.02%
改善前　　　改善后 |

P　D
A　C

表 5-3-18 对策实施与检讨二

对策二	对策名称：对进入 ICU 的护士制定培训和考核目标
	主要因素：专科知识培训不足，缺乏对疾病变化的预见性

改善前： 进入 ICU 护理人员无规范的培训计划和考核目标 对策内容： 进入 ICU 的护士规范化培训计划	对策实施： 负责人：侯学峰、朱拉弟、赵彦萍 实施时间：2013.7.29~8.20 实施地点：神经内科医生办公室 1. 制定规范的培训及考核计划 2. 2013 年 8 月后，对进入 ICU 的护士给予压疮、坠床等高危知识评估表单项考核 3. 培训计划包括医护共同查房，并且加入到医生的各种病历讨论中 4. 选取具有代表性的护理事件和护理纠纷，对科室护士进行警示教育
	P D A C
对策处置： 该对策为有效对策，继续实施	对策效果确认： 对策二效果柱状图 改善前 41.31%　改善后 29.41%

表 5-3-19　对策实施与检讨三

对策三	对策名称：标识的张贴
	主要因素：对患者隐形的风险管理不足，物品清点费时

| 改善前：
科室警示标识不足

对策内容：
张贴警示标识和物品放置标识 | 对策实施：
负责人：段倩倩　赵彦萍
实施时间：2013.8.26~8.28
实施地点：监护和重症室

实施方案：
1. 8.28 之前将放置物品的容器给予其明显的标识，方便各班清点和使用
2. 同时开展岗位管理后，由总务岗的护士对物品进行清点→核对→检查→补充工作
3. 将评价患者高危的方面使用提示卡，张贴在患者病床床头卡的位置，对患者存在的潜在风险起到警醒作用 |

P　D

A　C

对策处置： 该对策为有效对策，继续实施	对策效果确认： 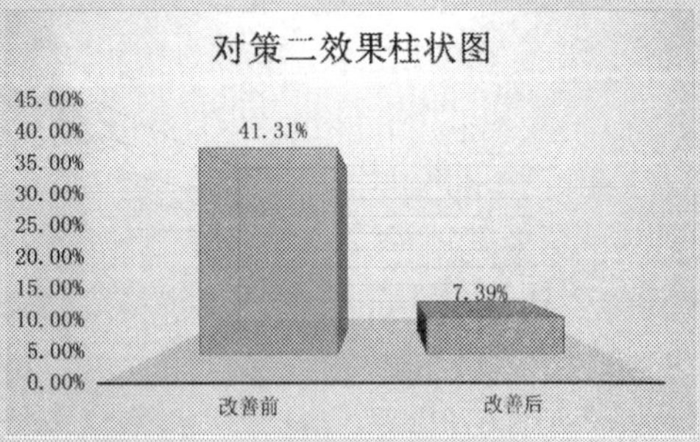

对策二效果柱状图

九、效果确认

1. 有形成果

（1）改善前、后数据比较

表 5-3-20 改善前后不完整率对比表

项 目	改 善 前	改 善 后
调查时间	2013.4.20 ~ 5.24	2013.8.29 ~ 9.26
资料来源	神经内科危重病人交接班核查表	
不完整率	41.31%	5.66%

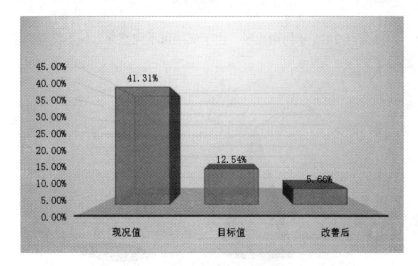

图 5-3-7 神经内科交接班不完整率比较图

（2）改善前、后柏拉图对比

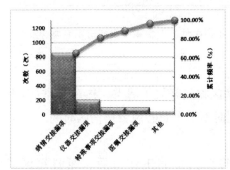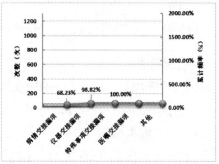

图 5-3-8 改善前后柏拉图对比表

（3）目标达成率

$$目标达标率 = （改善后-改善前）/（目标值-改善前）×100\%$$
$$= （5.66-41.31）/（12.54-41.31）×100\%$$
$$= 123.91\%$$

（4）进步率

$$进步率 = （改善前-改善后）/改善前 ×100\%$$
$$= （5.66-41.31）/41.31×100\%$$
$$= 86.30\%$$

（5）2012年与2013年同期比较，由于交接班不完整导致的不良事件发生率

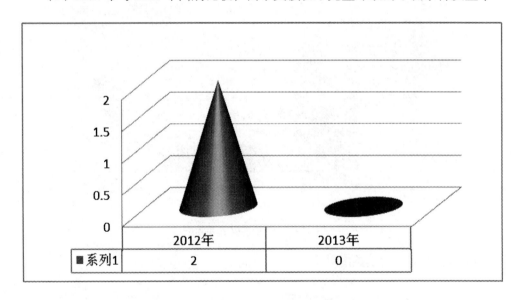

图5-3-9　2013年与2012年同期比较不良事件的发生率（交接班不完整导致）

（6）时间成本核算

通过岗位管理后，总务岗的护士对病区物品开展了清点、核对、补充工作，节省了护士清点物品时间每周140分钟，同时增加了熟悉患者病情的时间。

（7）人力成本核算

通过开展本次品管圈活动，调整每个岗位的工作量后，每日每区节省护士1人。

2.无形成果

表 5-3-21 品管圈实施前后圈员进步对比表

编号	评分项目	活动前		活动后		活动成长	正/负向
		合计	平均	合计	平均		
1	解决问题的能力	16	1.6	34	3.4	1.8	↑
2	责任心	26	2.6	40	4.0	1.4	↑
3	沟通能力	24	2.4	36	3.6	1.2	↑
4	拓展思维	22	2.2	34	3.4	1.2	↑
5	积极性	24	2.4	44	4.4	2.0	↑
6	品管手法	24	2.4	40	4.0	1.6	↑
7	学习新鲜事物	14	1.4	32	3.2	1.8	↑
8	荣誉感	24	2.4	38	3.8	1.4	↑

注:由圈员10人评分,每项每人按优、中、差评为5、3、1,总分为50分。

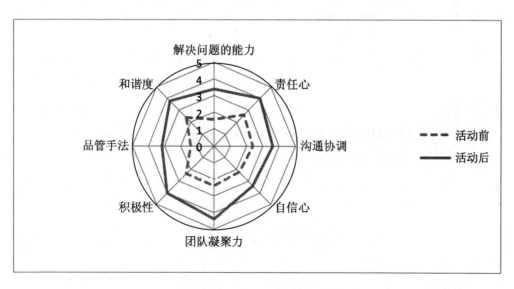

图 5-3-10 无形成果雷达图

十、标准化

表 5-3-22　神经内科危害患者交接流程表

类别：□流程改善 ■提升质量 □临床路径	名称：神经内科危重患者交接流程和内容	编号：	QCC-1
		主办部门：	山西省人民医院神经内科

一、目的：
改善我科危重病人交接不完整的现状，提高危重病人交接的完整性

二、使用范围：
神经内科所有工作人员在危重病人交接班时使用

三、说明：
1. 交接班流程：见图 5-3-11。
2. 床头交接班：危重病人均应床头交接班。
3. 格局：交接班时，交班护士站于患者左侧第一位，接班护士站于右侧第一位，护士长站于右侧第二位。
4. 危重病人的主要病情变化：交接本班危重病人的病情变化，特殊处理，阳性检查及结果和因此的医嘱变化及执行情况。
5. 病人基本情况：交接病人的生命体征、专科查体及管道。
6. 医嘱执行：交接本班长期医嘱（包括口服、皮下和静脉给药，特殊药物重点交接）和临时医嘱（当日完成的检查和特殊的化验结果）的执行情况。
7. 仪器：使用中的呼吸机、微量泵、注食泵、心电监护仪及其他仪器的工作情况和参数设置。
8. 安全评分和标识：交接（跌倒、压疮、管道脱落等）达到危险分值的项目，有无危重病人的提醒标识和护理工作程序。

四、注意事项：
危重病人交班流程和内容模板统质版在监护室和重症室，同时在每层的电脑内已经放置电子版。

五、附则：
1. 实施日期
危重病人交接流程和模板于 2013 年 10 月 8 日全面实施。
2. 修订依据
根据实际使用情况随时修改本标准。

修订次数						
修订日期	核定	栗江霞	审核	栗江霞	主办人	任雪飞
制定日期：2013.9.30						

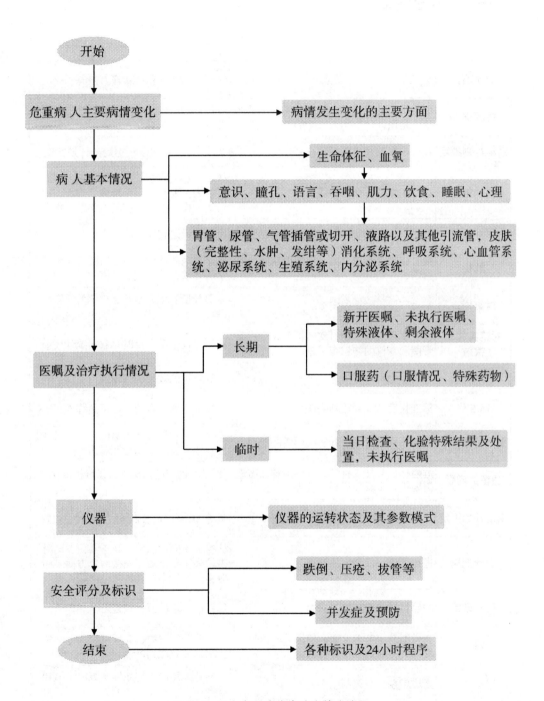

图 5-3-11 危重患者床头交接班流程

十一、活动检讨

表 5-3-23　活动检讨表

活动项目	优点	缺点和今后努力方向
主题选定	危重病人的交接是护理工作中的重要部分，是保证危重病人安全的首要条件	寻找更加有依据的危重患者交接内容的主要评价指标
活动计划拟定	及时的修改和完善活动计划拟定	实施和计划有出入，努力按计划实施
现状把握	进行了详细、全面的调查	核查表是圈内制定，缺乏共识，同时查检表主要是关于交接内容方面，而对实际操作中存在的其他问题未提及
目标设定	按照目标值设定的要求客观设定	目标值设定较低，缺乏自信
解析	鱼骨图制定考虑全面，使用关联图找出真因，并对其一一进行验证	但是真因验证过程中，需要符合统计学的要求，并且做到严谨
对策拟定	集思广益，对策制定多	需要开拓思维，创新性对策的实施和制定
对策实施与检讨	通过实施对策，使科室的护理人员对品管圈和专科的知识有了进一步的提高	实施过程中没有及时对数据统计反馈
效果确认	对策均为有效对策	有效对策的效果提高较低
标准化	标准化后已经运用到临床	对标准化的内容的书写不熟练
圈会运作情形	提高了圈成员分析和解决问题的能力	需要更好的形式调动圈成员的积极性，有效地开展圈会和把握时间
遗留的问题	危险标识悬挂欠科学，改善困难，需进一步采取创新的措施；交接班标准化后，需要进一步验证得到全院推广	
活动计划拟定	及时的修改和完善活动计划拟定	实施和计划有出入，努力按计划实施
现状把握	进行了详细、全面的调查	核查表是圈内制定，缺乏共识，同时查检表主要是关于交接内容方面，而对实际操作中存在的其他问题未提及
目标设定	按照目标值设定的要求客观设定	目标值设定较低，缺乏自信
解析	鱼骨图制定考虑全面，使用关联图找出真因，并对其一一进行验证	真因验证过程中，需要符合统计学的要求，并且做到严谨
对策拟定	集思广益，对策制定多	需要开拓思维，创新性对策的实施和制定
对策实施与检讨	通过实施对策，使科室的护理人员对品管圈和专科的知识有了进一步的提高	实施过程中没有及时对数据统计反馈

【专家点评】

该题的亮点：主题定义清楚，选题背景明确，按照工作流程充分把握问题现状，分析原因客观，对策及标准化内容具有可推广性。

不足之处：真因验证未说明验证的标准及依据，对策实施与检讨阶段未说明该措施有效的依据。